Bärbel Wardetzki
Ist es noch Selbstliebe oder schon Narzissmus?

Bärbel
Wardetzki

Ist es noch Selbstliebe oder schon Narzissmus?

Den weiblichen Narzissmus
verstehen und überwinden

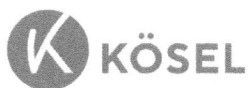

Weitere Bücher der Autorin im Kösel-Verlag:
Weiblicher Narzissmus. Der Hunger nach Anerkennung
Eitle Liebe. Wie narzisstische Beziehungen scheitern oder gelingen können
Ohrfeige für die Seele. Wie wir mit Kränkung und Zurückweisung umgehen können
Nimm's bitte nicht persönlich. Der gelassene Umgang mit Kränkungen
Souverän und selbstbewusst. Der gelassene Umgang mit Selbstzweifeln
Loslassen und dranbleiben. Wie wir Veränderungen mutig begegnen

Der Verlag behält sich die Verwertung des urheberrechtlich geschützten Inhalts dieses Werkes für Zwecke des Text- und Data-Minings nach § 44 b UrhG ausdrücklich vor. Jegliche unbefugte Nutzung ist hiermit ausgeschlossen.

Alle Methoden, Hinweise, Ratschläge und Vorschläge in diesem Buch sind von der Autorin sorgfältig geprüft worden. Sie ersetzen jedoch keine ärztliche Abklärung. Für eine korrekte Diagnose und entsprechende Behandlung muss stets ein Arzt/ eine Ärztin bzw. ein Therapeut/eine Therapeutin aufgesucht werden. Eine Haftung vonseiten der Autorin oder des Verlags wird ausdrücklich ausgeschlossen.

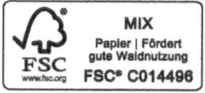

Penguin Random House Verlagsgruppe FSC® N001967

Copyright © 2023 Kösel-Verlag, München,
in der Penguin Random House Verlagsgruppe GmbH,
Neumarkter Str. 28, 81673 München
Umschlag: FAVORITBUERO, München
Umschlagillustration: Sunrise Cat / Shutterstock.com
Redaktion: Silke Foos, München
Satz: TypoGraphik Anette Bernbeck, Gelnhausen
Druck und Bindung: GGP Media GmbH, Pößneck
Printed in Germany
ISBN 978-3-466-34808-4
www.koesel.de

Für Nora

Inhalt

Vorwort   9

Teil 1   Zwischen Selbstzweifel und Grandiosität   11

Weiblicher Narzissmus, was ist das eigentlich?   12
Das Erleben im weiblichen Narzissmus   14
Habe ich eine weiblich-narzisstische Störung?   16
Sinn und Unsinn von Alltagsdiagnosen   18
Narzisstische Anteile hat jeder   21
Wann ist es Selbstliebe, wann ist es Narzissmus?   24
Die narzisstische Wunde   27
Sieh mich!   29
Trennungsangst   33
Umgang mit Selbstwertverletzungen   34
Die Sehnsucht nach dem schönen Bild   36
Ich bin mir selbst fremd   39

Teil 2   Den weiblichen Narzissmus verstehen und überwinden   41

Drei Selbstanteile einer narzisstischen Persönlichkeit:
die weiblich-narzisstische Fassade   42
Das Zusammenspiel der drei Erlebnisqualitäten   45
Entdecke deine drei individuellen Selbstanteile   49
Selbstdarstellung und die Rolle der sozialen Netzwerke   51
Impulse zur Veränderung   54
Wer ist die Authentische?   58

Der Zugang zu deinen drei Selbstanteilen	60
Selbstliebe und Selbstakzeptanz	65
Perfektionistische Ansprüche	71
Sich mit den Augen der anderen sehen	73
Selbstkontrolle	76
Selbstoptimierung: Gut ist nicht gut genug	81
Leistung	84
Getriebensein	87
Neid	89
Ein Leben in Extremen	92
Auf- und Abwertung	94
Das narzisstische Körpererleben	97

Teil 3 Narzissmus in Beziehungen — 101

Toxische Beziehungen und Kommunikation	102
Opfer-Täter-Dynamik	106
Ich fühle mich ausgenutzt	109
Wenn das Du nicht zählt	113
Idealisierung und Entwertung	117
Narzisstische Kränkbarkeit	120
Die narzisstische Verführung	124
Macht und Unterwerfung	127
Das Beziehungsdilemma	132
Das Verschmelzen zum Milchkaffee	136
Fehlende Grenzen und Autonomie	139
Liebe hat ihren Preis	142
Die Suche nach dem Kick und dem Rausch	145
Sexualität und Nähebedürfnisse	149
Ich habe Angst, verlassen zu werden	152
Das Fehlen von Empathie und einem Wir-Gefühl	155

**Teil 4 10 Impulse für innere Stärke,
Autonomie und Selbstliebe**   159

1. Hinterfrage die überhöhten Ideale deiner Großartigen   161
2. Beende deine Selbstabwertungen   162
3. Unterstütze dich selbst   163
4. Stärke deine Selbstakzeptanz   164
5. Komm vom Kopf in deinen Körper   165
6. Finde die positiven Seiten deiner drei Selbstanteile   166
7. Übe Empathie und Mitgefühl   168
8. Der liebende Blick ist nicht narzisstisch   169
9. Stärke deine Grenzen   170
10. Selbstliebe, Selbstbestimmung und
    ein authentisches Leben   171

Anhang   173

Weiterführende Literatur   173
Online-Kurse   174
Anmerkungen   175

Vorwort

Narzissmus ist in der letzten Zeit zu einem Modewort geworden. Jede unangenehme Person ist sofort ein Narzisst oder eine Narzisstin. Ich möchte daher in diesem Buch erklären, was es mit dem weiblich-verdeckten und männlich-offenen Narzissmus auf sich hat, warum wir vorsichtig sein sollten mit Alltags- und Selbstdiagnosen, welche Schwierigkeiten in Beziehungen auftreten können, wenn sie aus narzisstischen Motiven heraus geschlossen werden, und welche Möglichkeiten es gibt, weiblich narzisstische Strukturen zu erkennen, zu verstehen und zu verändern.

Dieses Buch beruht auf Erkenntnissen meiner vierzigjährigen psychotherapeutischen Berufserfahrung mit narzisstisch strukturierten Menschen, speziell Frauen, eingeschlossen all jene, die sich als solche fühlen. Ich stütze mich dabei auch auf meine anderen Bücher, die ich über Narzissmus und narzisstische Beziehungen geschrieben habe.

Die Lektüre ist auch spannend für Männer, da sie sich ebenso in der weiblich-verdeckten narzisstischen Struktur wiederfinden können. Ich schreibe allerdings aus Sicht der Frauen und für Frauen, die unter ihrer narzisstischen Ausprägung leiden.

Der weibliche Narzissmus ist gekennzeichnet durch ein instabiles Selbstwertgefühl und die Frage »Wer bin ich?« Beides soll durch die narzisstische Fassade ausgeglichen werden.

Die Frauen stellen sich nach außen hin anders dar, als sie sich innerlich fühlen, und signalisieren der Welt: Ich bin selbstbewusst und habe alles im Griff. Vor allem in Beziehungen kann diese Fassade allerdings bröckeln und dann erleben sich die betroffenen Frauen als minderwertig, nicht liebenswert und passen sich so stark an ihr Gegenüber an, dass sie sich dabei verlieren. Auf der anderen Seite sind sie starke Persönlichkeiten, die im Beruf ihre Frau stehen und ihr Leben meistern können. Dieser innere Zwiespalt zwischen Minderwertigkeitsgefühlen und Großartigkeit ist ein Charakteristikum des weiblichen Narzissmus und führt die Betroffenen zu der Frage: Wer bin ich eigentlich?

Dieses Buch will dabei helfen, eine Antwort auf diese Frage zu finden. Es bietet darüber hinaus viele Reflexionsmöglichkeiten und Impulse, wie man zu einem besseren Selbstwertgefühl findet, zu mehr Selbstliebe und einem authentischen Leben. Denn das ist das beste Gegenmittel zum Narzissmus, der lediglich Selbsterhöhung verursacht, die nicht zufrieden macht. Es lohnt sich, sich auf diesen Weg nach innen zu begeben. Die therapeutische Erfahrung zeigt, dass Veränderung nicht nur möglich ist, sondern dass Zuwendung zu sich selbst, so wie ich sie hier beschreibe, ein Tor zu einem zufriedenen und erfüllten Leben sein kann.

Ich danke all jenen, die an der Entstehung dieses Buches mithalfen, indem sie mich mit wertvollen Hinweisen unterstützt haben.

Alle Beispiele im Buch wurden auf der Basis unterschiedlicher Fallgeschichten entwickelt. Jede Ähnlichkeit mit lebenden oder toten Personen ist nicht beabsichtigt und rein zufällig.

München im März 2023
Bärbel Wardetzki

Teil 1
Zwischen Selbstzweifel und Grandiosität

Weiblicher Narzissmus, was ist das eigentlich?

Diese Frage möchte ich in diesem Buch beantworten und erklären, was unter weiblichem Narzissmus zu verstehen ist, wie er sich äußert, welche Probleme damit verbunden sind und wie er sich von der männlichen Form unterscheidet.

Auffällig beim weiblichen Narzissmus ist, dass er nach außen gar nicht so erscheint, wie man Narzissmus erwarten würde, der sich ja oft in einer arroganten Selbstbezogenheit und grandiosen Überheblichkeit äußert. Frauen mit einer weiblich-narzisstischen Struktur sind dagegen eher zurückhaltend und brillieren durch eine starke Anpassungsfähigkeit. Dahinter stecken jedoch dieselben Bedürfnisse und Wünsche wie bei jeder narzisstischen Thematik, nämlich Anerkennung und Bewunderung zu bekommen.

Aus diesem Grunde spricht man auch vom sogenannten verdeckten oder vulnerablen Narzissmus – im Gegensatz zum offenen Narzissmus.

Der offene Narzissmus ist charakterisiert durch Dominanzstreben, Misstrauen, Arroganz und Aggressivität, Egozentrismus, Überheblichkeit und einer geringen Wahrnehmung der Reaktionen anderer. Ein solcher Mensch macht sich zum »Sender«, von dem alle Information ausgeht, hört aber schlecht zu und nimmt kaum auf, was andere sagen. Den weiblich-verdeckten Narzissmus zeichnet dagegen eine hohe »Empfängerqualität« aus. Das bedeutet, dass diese Menschen sorgfältig zuhören, um Anzeichen von Kritik und Ablehnung zu registrieren. Sie sind höchst sensibel gegenüber den Reaktionen anderer und vermeiden es, im Zentrum zu stehen. Sie sind charakterisiert durch Empfindlichkeit, Gehemmtheit, Depressivität, Scham und Gefühle von Demütigung. Statt überheblich aufzutreten, spüren sie mehr ihre Selbstzweifel und Minderwertigkeitsgefühle und neigen dazu, sich infrage zu stellen. Wer offen narzisstisch ist, käme nicht auf die Idee, an sich zu zweifeln, da er sich immer im Recht fühlt.

Auch mit dem weiblichen Narzissmus ist eine Form von Grandiosität beziehungsweise Überheblichkeit verbunden, die sich jedoch subtiler äußert als beim offenen Narzissmus. Inhaltlich ist sie mehr auf Attraktivität, Perfektionismus, Anpassungsfähigkeit und Leistung ausgerichtet. Allgemein kann man sagen, dass das Charakteristische am Narzissmus die Grandiosität und Selbstüberhöhung ist, das ständige Bemühen, ein perfektes Bild von sich abzugeben, und die Stabilisierung des Selbstwerts durch die Anerkennung und Bewunderung von außen: »Bin ich erst schön und erfolgreich genug, werden mich alle lieben.«

Auch wenn diese Form des Narzissmus »weiblich« genannt wird, können genauso Männer eine verdeckte, weiblich-narzisstische Struktur und Frauen einen offenen Narzissmus haben. Der Begriff »weiblicher« Narzissmus darf nicht missverstanden werden als Diskriminierung von Frauen durch eine geschlechtsspezifische Zuschreibung. Er dient lediglich der Kategorisierung der narzisstischen Ausprägungen und kann durch das genderneutrale Wort »verdeckter« Narzissmus ersetzt werden. Da der verdeckte Narzissmus aber häufiger bei Frauen auftritt und dieses Buch vorwiegend für Frauen geschrieben ist, beschreibe ich ihn aus dieser Sicht. Von der Dynamik her ist es jedoch dasselbe, ob es sich um einen Mann oder eine Frau mit einer weiblich-narzisstischen Struktur handelt.

Das Erleben im weiblichen Narzissmus

Frauen mit einer weiblich-narzisstischen Struktur zeigen sich selbstsicher, obwohl sie sich unsicher fühlen. Sie wissen nicht, wer sie wirklich sind, und glauben, besonders sein zu müssen, um gesehen und gemocht zu werden. Auch schwankt ihre Selbsteinschätzung zwischen Minderwertigkeitsgefühlen und Größenfantasien hin und her.

Die Grundthematik beim weiblichen Narzissmus ist ein instabiles Selbstwertgefühl und das Nichtwissen, wer man wirklich ist. Beides soll durch die narzisstische Fassade ausgeglichen werden. Auf der einen Seite leiden diese Frauen unter starken Minderwertigkeitsgefühlen und Selbstabwertung, auf der anderen Seite haben sie eine überhöhte Vorstellung von sich selbst, in der sie sich größer, besser und toller machen, als sie wirklich sind.

Ihnen fehlt also ein stabiles Selbstwertgefühl, das es ihnen möglich macht, sich so wahrzunehmen, wie sie sind. Stattdessen schwanken sie zwischen dem Gefühl, nichts wert, dumm, hässlich, dick, zu klein oder zu groß und vor allem nicht liebenswert zu sein. Da dieses Gefühl sehr unangenehm ist, bietet die narzisstische Grandiosität die Rettung: Die betroffenen Frauen versuchen, ein ideales Bild von sich zu präsentieren, das sie großartiger erscheinen lässt, als sie sind, um sich damit aufzuwerten.

Dieses Ideal wird zum Maßstab für ihre Zufriedenheit, stellt jedoch unmenschlich hohe Anforderungen an sie: Sie müssen makellos, perfekt und besonders sein, dürfen keine Fehler machen, müssen immer das Richtige tun und fühlen, sie müssen intelligent sein, Höchstleistungen erbringen und vieles mehr. Das Hemmende an diesem Ideal ist die Absolutheit der Eigenschaften, die diese Frauen besitzen müssen, um sich zu akzeptieren. In den überhöhten Ansprüchen liegt daher zugleich deren Unerfüllbarkeit: Kein Mensch kann perfekt, fehler- und makellos sein, worin das ständige Gefühl wurzelt, versagt zu haben und nicht gut genug zu sein. Die Folge ist, dass Frauen mit einer weiblich-narzisstischen Struktur beispielsweise bei Kritik ihre perfekte Fassade nicht mehr aufrechterhalten können und in ein seelisches Loch und tiefe Wertlosigkeit fallen.

Zusammenfassung

- ➤ *Der männlich-offene Narzissmus unterscheidet sich in der Erscheinungsform vom weiblich-verdeckten Narzissmus.*
- ➤ *Beiden liegt eine tiefe Selbstwertverletzung zugrunde.*
- ➤ *Die narzisstische Fassade schützt das Selbstwertsystem vor dem Zusammenbrechen.*
- ➤ *Die Grundthematik beim weiblichen Narzissmus ist das fehlende oder instabile Selbstwertgefühl und das fehlende Wissen, wer man ist.*
- ➤ *Beides wird überdeckt durch ein idealisiertes Bild von sich selbst, das zum Maßstab für die eigene Zufriedenheit wird.*
- ➤ *Durch Kritik oder Zurückweisung zerbricht die perfekte Fassade und die Betroffenen drohen in ein seelisches Loch und tiefe Wertlosigkeit zu fallen.*

Habe ich eine weiblich-narzisstische Störung?

Falls du dich bis hierher in dem einen oder anderen wiedererkannt hast, fragst du dich vielleicht, ob du eine weiblich-narzisstische Störung hast. Diese Frage liegt nahe, führt dich aber nicht wirklich weiter. Statt dir über eine mögliche Diagnose Gedanken zu machen, wäre es für dich effektiver zu verstehen, welche Schwierigkeiten du mit dir und mit anderen Menschen hast und welche Wege es gibt, diese zu überwinden, um zufriedener und innerlich ausgeglichener zu werden. Noch dazu handelt es sich beim weiblichen Narzissmus nicht um einen diagnostischen Begriff, sondern um die Beschreibung einer spezifischen narzisstischen Ausprägung, die häufig insbesondere bei Frauen auftritt.

Vom weiblichen Narzissmus betroffen zu sein, bedeutet nämlich nicht, dass man gestört ist oder sich gar dafür verurteilen muss. Es besagt lediglich, dass man in seinem Selbstwertgefühl stark schwankt und sich oft unsicher im Umgang mit sich selbst und anderen Menschen fühlt. Außerdem hat eine narzisstische Struktur auch positive Seiten, denn damit sind häufig eine hohe Leistungsfähigkeit und beruflicher Erfolg verbunden, gepaart mit der Fähigkeit, sich gut darzustellen. Probleme treten mehr in nahen Beziehungen auf, in denen man sich so sehr auf das Gegenüber einstellt, dass man sich selbst verliert und seinen Selbstwert kaum noch spürt.

Trotz allem geht es nicht darum, diesen weiblichen Narzissmus oder die narzisstischen Anteile auszumerzen und loszuwerden wie eine ungeliebte Gewohnheit. Das wird sowieso nicht gelingen, denn diese Anteile gehören zur betroffenen Person dazu, können aber verändert werden. Und genau dabei möchte dich dieses Buch unterstützen.

Es geht hier darum, narzisstische Verhaltensweisen und Gefühlszustände zu verstehen und ihre negativen und positiven Wirkungen zu erkennen. Wie beeinflussen Selbstbezogenheit und Selbstunsicherheit dein Wohlbefinden und deine Beziehungen? Was daran möchtest du verändern, um glücklicher zu werden und deine Selbstzweifel in positive, stärkende Gedanken umzuwandeln? Welche Kräfte kannst du aus der narzisstischen Großartigkeit ziehen?

Lies dieses Buch bitte mit der Haltung, dass du etwas für dich lernen möchtest, und nicht, dass du dir eine Diagnose zuschreibst und dich deshalb als minderwertig betrachtest.

Sinn und Unsinn von Alltagsdiagnosen

In letzter Zeit fällt auf, wie oft Menschen sich selbst oder anderen eine psychologische Krankheitsbezeichnung zuschreiben, die einer Diagnose nahekommt. »Narzisst« und »Narzisstin« sind so beliebt, dass sie geradezu Modewörter geworden sind. Es scheint fast so, als wenn jeder schwierige Mensch schon ein Narzisst/eine Narzisstin sei. Damit jedoch steckt man Menschen in eine Schublade, aus der sie schwer wieder rauskommen.

Ich höre oft die Klagen von Ratsuchenden: »Mein Mann ist ein Narzisst« oder »Meine Partnerin hat sicher eine weiblich-narzisstische Störung!«. Sie leiden unter der Unberechenbarkeit der anderen Person, die einmal ablehnend und entwertend, das andere Mal überschwänglich liebevoll und zugewandt ist. Es ist ein ständiges Schwanken zwischen einem emotionalen Hochgefühl und der seelischen Hölle. Sie stellen sich die Frage, wie sie mit dem Partner/der Partnerin umgehen sollen und was sie tun können, damit diese sich therapeutische Hilfe holen. Diese Reaktionen sind verständlich, da Menschen mit einer narzisstischen Struktur oftmals nicht merken, wie negativ sie im Umgang mit anderen agieren. Es läuft eher unbewusst ab, weshalb sie selbst selten darunter leiden, stattdessen ihre Umgebung.

Überheblichkeit, Arroganz, abwertendes Verhalten und Empathielosigkeit sind zwar Charakteristika des offenen Narzissmus, machen einen Menschen aber noch nicht zum Narzissten. Die Bezeichnung Narzisst oder Narzisstin ist sehr ungenau und häufig nicht einmal zutreffend, weil damit im Alltag meist jemand gemeint ist, der eine narzisstische Persönlichkeitsstörung hat. Das ist eine psychopathologische Diagnose, also die Bezeichnung einer seelischen Erkrankung, und kann nur von jemandem gestellt werden, der dafür ausgebildet ist und entsprechendes Testmaterial besitzt. Im Alltag hat eine solche Diagnose nichts zu suchen, weil sie Menschen unangemessen etikettiert. Denn im Grunde gibt es keine Narzissten, sondern »nur« Menschen, die aus Not eine narzisstische Struktur ausgebildet haben, oder auch: Menschen, die in narzisstische Nöte geraten, wie es Klaus Eidenschink nennt.[1]

Sicherlich kann es ein Gewinn sein, für ein Problem einen Namen zu haben, um das eigene Verhalten oder das des anderen besser zu verstehen. Menschen sind erleichtert, dass es nicht nur an ihnen liegt, wenn es Probleme in einer Beziehung gibt, sondern an der narzisstischen Persönlichkeit des Gegenübers. Das stärkt sie innerlich und macht ihnen Mut, die Beziehung zu überdenken oder sich sogar aus ihr zu lösen.

Und dennoch löst die Zuschreibung »Narzisst« oder »Narzisstin« keine Beziehungsschwierigkeiten. Bezeichnet jemand eine andere Person als narzisstisch, glaubt derjenige zwar endlich zu wissen, wie der andere »wirklich« ist, und meint, die Lösung für seine Probleme gefunden zu haben. Auf diese Weise wird der andere jedoch zum Hauptschuldigen, und man selbst fühlt sich als Opfer dieser narzisstischen Person und kann sich dadurch von aller Verantwortung und Schuld freisprechen. Das führt jedoch in eine Sackgasse, denn wir wissen, dass eine Beziehung immer aus zwei Menschen besteht, die zusammen eine Begegnung gestalten. Insofern ist es nie nur eine Person, die verantwortlich gemacht werden kann und in diesem Sinne »schuld« ist. Diagnosen haben nur im medizinischen Bereich einen Sinn, da unser Krankenkassensystem auf ihnen beruht. Sie haben jedoch keinen Nutzen, um zwischenmenschliche Probleme zu lösen, sondern verstärken sie oftmals noch. Die Person nämlich, der die Diagnose aufgedrückt wird, fühlt sich entwertet und dadurch noch weniger bereit zu einer konstruktiven Auseinandersetzung.

Aber es kann auch sein, dass unser Gegenüber uns als narzisstisch gestört bezeichnet und für die Schwierigkeiten verantwortlich macht, die man miteinander hat. Oft übernehmen die Frauen die Rolle der Schuldigen, die eine Therapie machen müssen, um die Beziehung zu retten. Auch hier gilt, dass beide einen Anteil am Gelingen der Beziehung haben und es deshalb nicht reicht, einseitig in Vorleistung zu gehen.

Du siehst also, dass es mit der Alltagsdiagnose Narzisst oder Narzisstin nicht getan ist – du etikettierst dich selbst und/oder den anderen unangemessen und kommst zu keiner Lösung. Mit den Worten meines Kollegen Frank Stemmler kann man auch sagen, dass Etiketten gut für Flaschen, aber nicht für Menschen sind.[2]

Zusammenfassung

- ➤ Das Wissen um die narzisstische Thematik kann helfen, eigene Probleme besser zu verstehen und Wege der Veränderung zu finden.
- ➤ Eine weiblich-narzisstische Thematik bedeutet nicht gleichzeitig eine Persönlichkeitsstörung.
- ➤ Alltagsdiagnosen sind sinnlos und bringen einen nicht weiter. Man sollte sie weder sich noch anderen aufdrücken, denn Etiketten sind für Flaschen und nicht für Menschen.
- ➤ Diagnosen gehören in die Hand von Fachleuten.

Narzisstische Anteile hat jeder

In der Psychologie geht man davon aus, dass alle Menschen narzisstische Anteile haben, da die Erhöhung des Selbstwertgefühls ein menschliches Grundbedürfnis ist. Es drückt sich aus im Wunsch nach Anerkennung, Erfolg, Ansehen und Wertschätzung. Und narzisstisch heißt ja nichts anderes als »den Selbstwert und die Selbstliebe betreffend«. Werden wir gelobt, steigt unser Selbstwertgefühl, werden wir kritisiert oder missachtet, dann sinkt es. Jeder von uns ist daher immer wieder gezwungen, sein Selbstwertgefühl auszugleichen und in Balance zu bringen. Menschen unterscheiden sich darin, wie gut ihnen das gelingt. In der Psychologie sprechen wir in diesem Zusammenhang vom sogenannten positiven Narzissmus. Damit ist gemeint, dass eine Person ein ausgeglichenes Selbstwertgefühl besitzt, sowohl um ihre Stärken als auch um ihre Schwächen weiß und sich selbst unterstützen kann. Das bedeutet, dass sie zum Beispiel bei Kritik oder Misserfolg kurzfristig einen Selbstwerteinbruch erlebt, den sie jedoch selbstständig ausgleichen kann, indem sie sich freundlich sich selbst zuwendet, tröstet und Zuspruch gibt, trotz des Misserfolgs ein wertvoller Mensch zu sein.

Dadurch findet sie in ihre innerliche Balance zurück. Sie spürt vielleicht den Schmerz, der mit dem unangenehmen Erlebnis zusammenhängt, und möglicherweise auch die Scham, nicht gut genug gewesen zu sein, aber sie würde nicht in ein tiefes Loch der Selbstverachtung stürzen, wie es bei Menschen mit einer starken weiblich-narzisstischen Ausprägung der Fall ist. Diese klagen sich an und werten sich ab, sobald sie nicht gelobt werden. Im weiblichen Narzissmus kann man nicht auf ein realistisches, gesundes Selbst zurückgreifen, das helfen würde, das Selbstgefühl optimal zu regulieren, was umso abhängiger von der Bestätigung von außen macht.

Ob man weiblich-narzisstische Anteile besitzt und wie stark diese ausgeprägt sind, zeigt sich nicht nur im Umgang mit Versagenssituationen, sondern auch bei Lob, Anerkennung, Bewunderung und Applaus. Wie geht jemand damit um? Hält man sich durch die Anerkennung für besser als die anderen und wertet diese vielleicht sogar als Versager ab oder freut man sich über seinen Erfolg und ist stolz, ohne sich über die anderen zu erheben? Bei einer realistischen Einschätzung der eigenen Fähigkeiten würde man zu sich sagen: »Toll, dass ich diese Bestätigung kriege. Ich finde mich klasse und weiß, dass ich es besser gemacht habe als die anderen. Aber ich kann sie lassen, wie sie sind, und stelle mich nicht über sie.« Je stärker allerdings die narzisstischen Anteile ausgeprägt sind, umso unrealistischer wird die eigene Wahrnehmung, indem man seine Kompetenzen aufbläht, sie den anderen aber abspricht.

Man spricht in diesem Zusammenhang von einem Kontinuum der narzisstischen Stärke. Es reicht vom positiven Narzissmus, also einem stabilen Selbstwertgefühl, über den narzisstischen Persönlichkeitsstil bis zur narzisstischen Persönlichkeitsstörung, die allerdings nur in drei bis fünf Prozent der Fälle auftritt.

Beim narzisstischen Persönlichkeitsstil überwiegen Eigenschaften wie Selbstbezogenheit, Überheblichkeit, eine hohe Anspruchshaltung und geringe Einfühlung, gepaart mit hoher Kränkbarkeit. Übersteigen diese Eigenschaften ein bestimmtes Maß, spricht man von der narzisstischen Persönlichkeitsstörung, die geprägt ist von unsozialem Verhalten, extremem Machtstreben bis hin zu Machtmissbrauch, hochgradiger Manipulation anderer Menschen und fehlender Empathie bis zur Gewaltbereitschaft. Eine realistische Einschätzung der eigenen Person fehlt hier ebenso wie die Fähigkeit zur Selbstregulation.

Den weiblich-narzisstischen Persönlichkeitsstil könnte man folgendermaßen beschreiben: eine ausgeprägte Minderwertigkeitsthematik und Tendenzen zur Selbstüberhöhung, die Einstellung, nichts wert zu sein, gepaart mit einer hohen Anspruchshaltung, die Fähigkeit, emotional mit dem anderen zu verschmelzen, jedoch nicht immer empathisch zu sein, und eine hohe Kränkbarkeit bei Ablehnung und Nicht-wahrgenommen-Werden. Dabei kann wie gesagt die Stärke der narzisstischen Anteile sehr variieren.

Wann ist es Selbstliebe, wann ist es Narzissmus?

Mit narzisstischen Menschen verbindet man oft die Vorstellung von großer Selbstliebe, tatsächlich handelt es sich aber eher um Selbstverliebtheit als um echte Selbstannahme. In der Selbstverliebtheit werden alle Schwächen und negativen Seiten negiert, um der Welt ein prachtvolles Bild von sich zu präsentieren. Solche Menschen identifizieren sich mit dem idealisierten Größenselbst, in das sie sich »verlieben« wie Narziss in sein Spiegelbild.

Die Frage aber, wo gesunde Selbstliebe aufhört und Narzissmus beginnt, ist nicht einfach zu beantworten, vor allem, wenn es nicht um den grandiosen Narzissmus, sondern um den weiblichen Narzissmus geht, der nicht von Selbstverliebtheit, sondern von Zerrissenheit geprägt ist.

Nehmen wir das Beispiel einer Frau, die sehr auf ihre Ernährung, ihr Gewicht, sportliche Betätigungen und ein perfektes Äußeres achtet. Das ist an sich noch nicht problematisch, sondern kann einfach aus ihren Werten und Bedürfnissen erwachsen. In diesem Fall hätten weder der Sport noch die Ernährung noch das Aussehen die vorrangige Aufgabe, Selbstliebe und Selbstwertgefühl zu stärken. Dies wäre erst dann Ausdruck eines weiblich-narzisstischen Persönlichkeitsstils, wenn die Frau schlank und fit sein und sehr gut aussehen muss, um sich wertvoll zu fühlen – wenn also ihr Selbstwertgefühl und ihre Selbstliebe von ihrer Fitness und ihrem Aussehen abhängen. Während eine Person, die einfach Freude an der Bewegung hat und ihren Körper pflegt, um sich wohlzufühlen, bei einer Gewichtszunahme, einer Beeinträchtigung ihrer körperlichen Aktivität oder ihres Aussehens ihre Selbstakzeptanz aufrechterhalten könnte, hätte das bei einer Frau mit weiblich-narzisstischem Persönlichkeitsstil gravierende negative Auswirkungen auf ihr Selbstwertgefühl. Im schlimmsten Fall würde sie sich als eine träge und fette Person erleben, die weniger wert als andere oder sogar wertlos wäre.

Dieselben Verhaltensweisen können also entweder Ausdruck von Bedürfnissen, Wünschen und Wertvorstellungen sein oder primär im Dienste der narzisstischen Selbsterhöhung stehen.

Kann ein Mensch seine Bedürfnisse erfüllen und gemäß seinen Werten leben, hat das natürlich eine selbstwertstärkende Wirkung. Deshalb kann es immer Überschneidungen beziehungsweise eine Grauzone zwischen einer gesunden Selbstliebe und einer narzisstischen Überhöhung geben. Es ist nicht immer einfach, diese Unterscheidung zu treffen, auch weil die narzisstische Ausprägung je nach Situation und Kontext stärker oder weniger stark zutage tritt und nichts Statisches ist.

Impuls

Falls du den Verdacht hast, du könntest unter einem weiblich-narzisstischen Persönlichkeitsstil leiden, dann könnte für dich interessant sein zu beobachten, inwieweit deine Attraktivität, der Sport, dein Gewicht etc. mehr der Bedürfnisbefriedigung oder mehr der Stabilisierung deines Selbstwertgefühls dienen.

Zusammenfassung

▶ Der Wunsch nach Anerkennung, Lob und Selbstwerterhöhung ist ein Grundbedürfnis des Menschen.

▶ Alle Menschen haben narzisstische Anteile, weil sie ihr Selbstwertgefühl immer wieder in Balance bringen müssen.

▶ Narzisstisch bedeutet nicht krank, sondern die Selbstliebe und den Selbstwert betreffend.

▶ Ein und dasselbe Verhalten kann einmal der narzisstischen Überhöhung dienen, ein anderes Mal aus der Selbstliebe resultieren.

▶ Wenn wir abgelehnt werden, müssen wir unseren Selbstwert wieder positiv aufbauen.

▶ Ein Mensch mit einem positiven Narzissmus besitzt ein ausgeglichenes Selbstwertgefühl und muss sich weder erniedrigen noch überhöhen.

▶ Sind die weiblich-narzisstischen Anteile sehr stark ausgeprägt, brauchen die Betroffenen die Bestätigung von außen, um sich wertvoll zu fühlen.

▶ Manchmal ist es schwer zu erkennen, ob es sich noch um eine große Selbstliebe handelt oder schon um eine narzisstische Selbstüberhöhung.

▶ Dieselben Verhaltensweisen können sowohl dem einen als auch dem anderen dienen.

Die narzisstische Wunde

Wer gezwungen ist, eine narzisstische Fassade aufzubauen, wurde als Kind in seinem Selbstwert zutiefst verletzt. Das führt zu großem Leid und einer tiefen Verzweiflung, denn es fehlt die innere Sicherheit zu wissen, wer man ist. Narzisstische Wunden resultieren immer aus einer tiefen menschlichen Kränkung, erzeugt durch einen Mangel an Spiegelung, die zu jeder gesunden Entwicklung benötigt wird.

Spiegelung bedeutet, dass die Bezugspersonen die Reaktionsweisen, die Gefühle und Wahrnehmungen des Kindes erkennen und sie ihm dies verbal und nonverbal vermitteln. Dadurch erfährt es, dass es durch die Umwelt gesehen, verstanden und ernst genommen wird. Das führt zu einem Gefühl von Akzeptanz und Angenommensein, das ihm das Recht vermittelt, sein zu dürfen, wie es ist. Die Spiegelung ist daher die Basis unserer psychischen Existenz.

Bleibt die Spiegelung aus, entstehen eine seelische Verletzung und tiefe Verunsicherung darüber, wer man wirklich ist, da man nie die Chance hatte, sich kennenzulernen. Eine solche emotionale Vernachlässigung wirkt ebenso destruktiv wie Verwöhnung, denn beides geht am Wesen des Kindes vorbei. Es fühlt sich nicht gesehen, da die Umwelt nicht adäquat auf seine Gefühle und Bedürfnisse reagiert. Im Fall der seelischen Vernachlässigung werden sie negiert, bei der Verwöhnung aber auch nicht ernst genommen. In beiden Fällen bleibt das Kind unbeantwortet und frustriert zurück.

Im Fall der Vernachlässigung reagieren die Bezugspersonen entweder gar nicht auf Regungen und Bedürfnisse des Kindes oder sie werden ihm ausgeredet beziehungsweise abgewertet. Das Kind bleibt allein, ohne Antwort zurück und erlebt seine Unwichtigkeit. Oder es ist mit permanenten Entwertungen konfrontiert, nicht gut genug oder sogar schlecht zu sein, nicht gewollt zu werden und/oder alles falsch zu machen. Das hinterlässt in der Seele das Gefühl, ein unwerter Mensch zu sein.

Verwöhnung artet meist in einer Überbehütung aus, indem über die Maßen auf das Kind reagiert wird und die Bezugspersonen immer besser wissen, was es braucht – egal, ob es den Bedürfnissen des Kindes entspricht oder nicht. Es lebt nur durch die Erwachsenen und fühlt sich wie der Nabel der Welt. Das schürt seine Anspruchshaltung, nimmt ihm aber auch die Chance, seine Autonomie und Individualität zu entwickeln.

Halt und Sicherheit finden diese Kinder dann in der Anpassung an die Erwartungen der anderen und in der permanenten Suche nach dem bestätigenden Blick. »Sieh mich, nimm mich wahr, wie ich bin und was ich brauche!«

Sieh mich!

Die durch die kindliche Verletzung entstandene Verzweiflung und die Selbstwertwunde werden hinter der narzisstischen Fassade zwar gut versteckt, sie sind damit aber nicht weg, sondern drücken sich in der permanenten Suche nach Beachtung aus. Hinter jeder narzisstischen Thematik steht die Suche nach Bestätigung und Sein. Das ist erst einmal nichts Ungewöhnliches, da wir alle darauf angewiesen sind, soziale Anerkennung zu bekommen. Sie ist ein wesentlicher Faktor, um den persönlichen Wert zu spüren und das Selbstwertgefühl zu stärken. Das motiviert uns, Menschen zu suchen, durch die wir uns bestätigt fühlen. Dabei geht es nicht nur darum, wahrgenommen zu werden, sondern auch die eigene Existenz bestätigt zu bekommen. Ohne dieses Ja – dazu, da sein zu dürfen, wie man ist – verstellt man sich und passt sich an, um wenigstens geduldet zu werden. Unbewusst spürt man den tiefen Wunsch, gesehen zu werden als die Person, die man ist. Doch wer ist man und wie wird die Umwelt auf einen reagieren, wenn man sich nicht anpasst? Im schlimmsten Fall macht man sich völlig von der positiven Reaktion des anderen abhängig. Man entwickelt ein Verlangen nach ständiger Bewunderung, ohne die man nicht leben kann. Die Zuwendung muss immer wieder von Neuem erfolgen, weil man keine Möglichkeit hat, sich selbst Anerkennung zu geben und auf das zurückzugreifen, was man bereits bekommen hat. Das ist wie bei einem Fass ohne Boden, bei dem das, was man oben hineingibt, unten wieder verloren geht. Genauso ist es mit Anerkennung und Zuwendung, die nach kurzer Zeit ihre Wirkung verlieren.

Droht der Verlust der Bewunderung oder tritt dieser tatsächlich ein, dann kann es zum Zusammenbruch des Selbstwertgefühls und einer depressiven Reaktion kommen. Es ist sozusagen die Lebensbasis, schön, erfolgreich und bewundernswert zu sein.

Vor diesem Hintergrund ist die Panik vieler Frauen mit einer weiblich-narzisstischen Struktur bei einer Gewichtszunahme zu verstehen. Gemäß ihrem Selbstbild fühlen sie sich nur liebenswert, wenn sie schlank sind. Eine Gewichtszunahme rührt tief an ihrem Selbstwert und bedeutet, hässlich und unattraktiv zu sein. Sie glauben dann nichts mehr aufweisen zu können, weshalb man sie mögen könnte, und lehnen sich ab.

Das war zum Beispiel bei Lucia, einer jungen und äußerst attraktiven Frau, die wegen ihrer bulimischen Essstörung in die Therapie kam, der Fall. Sie achtete penibel darauf, nicht zuzunehmen, denn sie wollte sich auf jeden Fall ihren perfekten Körper erhalten. In der Modebranche, in der sie arbeitete, war er ihr Kapital, durch das sie sowohl von den anderen als auch von sich selbst Bestätigung bekam. Die Therapie brachte sie nun in einen Konflikt: Wenn sie ihre Bulimie aufgeben würde, bestand mit großer Wahrscheinlichkeit die Gefahr, dass sie zunehmen würde. Das jedoch hätte bedeutet, dass ihr Körper sich verändern würde, was auf keinen Fall geschehen durfte, weil er das Einzige war, das sie an sich akzeptierte. Sie fand sonst nichts, was positiv oder liebenswert an ihr war, außer ihre Attraktivität. Zum damaligen Zeitpunkt beendete sie die Therapie, da sie den Schritt in das Neue noch nicht wagen konnte. Es hätte ihr Selbstbild und ihr Lebenskonzept auf den Kopf gestellt – was natürlich eine Chance für sie gewesen wäre, ihre Essstörung zu überwinden. Aber dazu war sie damals noch nicht bereit.

Impuls

Geht es dir vielleicht genauso wie Lucia, dass du die Bestätigung für dein Selbstwertgefühl hauptsächlich im Außen suchst? Dann kann es sein, dass du dich allmählich von dir selbst entfremdest, da du den Kontakt zu dir verlierst. Du bist nur noch identifiziert mit dem Anteil von dir, den du den anderen präsentierst, spürst dich aber nicht mehr und verlierst deine Individualität. Du sehnst dich nach Anerkennung, die aber nur eine Ersatzbefriedigung ist für den eigentlichen, nie erfüllten Wunsch nach Achtung, Annahme und Liebe.

In einer Gesellschaft, die in ihren Werten und Zielen auf Jugend, Schönheit, Fitness und Schlankheit ausgerichtet ist, verwundert es nicht, wenn Frauen mit einem geschwächten Selbstwert sich diese Werte zu eigen machen, um mithalten zu können.

Zusammenfassung

➤ Hinter der narzisstischen Fassade steckt das Bedürfnis nach Beachtung und Sein.

➤ Für eine erfolgreiche Selbstentwicklung braucht das Kind die Spiegelung durch die Umwelt: von ihr gesehen, verstanden und ernst genommen zu werden.

➤ Fehlt in der Entwicklung diese Erfahrung, bleibt der Wunsch danach ein Leben lang bestehen.

➤ Hintergrund der narzisstischen Entwicklung ist eine tiefe und existenzielle innere Verwundung, die durch die narzisstische Fassade geschützt werden soll.

➤ Daraus resultiert das Bedürfnis, gesehen zu werden, um eine Existenzberechtigung und Würdigung der eigenen Person zu erhalten.

Trennungsangst

Mangelnde Spiegelung vermittelt einem Kind das Signal, dass es der Umwelt scheinbar egal ist, wie es ihm geht und was es braucht. Auf diese Weise lernt es, dass es als Person und mit dem, was ihm wichtig ist, nicht von Interesse ist. Erlebt wird das vom Kind als emotionale Verlassenheit. Die Bezugsperson ist zwar anwesend, aber sie ist nicht für das Kind da. Es erfährt keine Einfühlung in seine Person. Später erklärt es sich dann selbst für unwichtig.

Das Gefühl von grundlegender Verlassenheit ist die Quelle dafür, dass Trennungen als Bedrohung erlebt werden, da sie mit dem Verlust von Sicherheit und Halt verbunden sind. Frühe Trennungen und emotionale Verlassenheit sind für Säuglinge und kleine Kinder traumatische Erlebnisse, deren Folgen bis ins Erwachsenenalter reichen. Sie prägen sich in der Seele ein und bei jeder neuen, ähnlichen Situation werden der nicht verarbeitete Schmerz und die Angst durch die narzisstische Verletzung erneut aktiviert.

In der Folge werden auch kurzfristige Trennungen und Zeiten des Alleinseins von den erwachsenen Frauen als kränkend und selbstwertschwächend erlebt. Es reicht sogar schon das Gefühl, dass die andere Person sich nicht angemessen auf sie bezieht, um gekränkt zu sein. Daraus entsteht ein forderndes und anklammerndes Verhalten, mit dem Halt und Sicherheit erreicht werden soll. In diesem Verhalten finden verletzte kindliche Anteile Ausdruck – und nicht die Erwachsene, die Trennungen selbstverständlich verarbeiten könnte. Anklammerndes Verhalten wiederum führt meist dazu, dass das Gegenüber sich unter Druck gesetzt fühlt und möglicherweise noch mehr Distanz schafft. Das erhöht die Angst der Frau weiter und auf diese Art und Weise entsteht ein Teufelskreis, der nicht selten in Streitereien oder Beziehungsabbrüchen endet.

Umgang mit Selbstwertverletzungen

Aufgrund einer existenziellen Selbstwertkränkung kann es zu einer narzisstischen Entwicklung kommen, im Zuge derer das verletzte Selbstwertgefühl durch überhöhte Vorstellungen ausgeglichen werden soll.

Es ist eigentlich eine clevere Methode, eine bemerkenswerte menschliche Fähigkeit, dass eine verletzte Frau die Fähigkeit hat, ein ideales Selbst aufzubauen, mit dem sie sich identifiziert, um den Schmerz der Wertlosigkeit und des Nicht-wichtig-Seins zu mindern oder sogar vergessen zu machen. Das erreicht sie durch das Bestreben, immer die Beste zu sein, toller dazustehen und wichtiger zu sein als die anderen.

Der Erfolg in der Arbeit ist dann beispielsweise nicht etwas, das ihr Freude macht und auf das sie stolz ist, sondern es dient vor allem dazu, sie als besonders begabt und erfolgreich darzustellen, in der Hoffnung, von den anderen bewundert zu werden. Auf diese Weise nutzt sie ihre positiven Fähigkeiten narzisstisch, was sie im Kontakt aber als unangenehm und selbstsüchtig erscheinen lässt. Die betroffene Frau wird nämlich versuchen, sich mit ihren Fähigkeiten immer wieder in den Vordergrund zu spielen, um Lob und Aufmerksamkeit der Kolleginnen und Vorgesetzten auf sich zu ziehen. Echter Stolz und echte Freude kommen dabei nicht vor, sondern eher ein permanentes Bemühen.

Statt Selbstliebe und Anerkennung für ihre Leistungen ist da nur Selbstüberhöhung. Wer sich wirklich liebt und wertschätzt, muss sich nicht aufwerten, sich über andere erheben und ihnen zeigen, wie toll man ist. Wer dies tut, hat ein narzisstisches Defizit, das durch eine optimale Selbstdarstellung kompensiert werden soll.

Zusammenfassung

➤ *Trennungsängste entstehen durch reale Trennungen oder emotionale Verlassenheit.*

➤ *Emotionale Verlassenheit entsteht durch eine mangelnde Spiegelung in der Kindheit.*

➤ *Die Folge von seelischer Verwundung kann die Entwicklung einer narzisstischen Fassade sein.*

➤ *Statt in der empfundenen Minderwertigkeit zu verharren, gelingt es, ein ideales Selbst aufzubauen, mit dem sich narzisstische Menschen identifizieren, um den Schmerz des Nichts-wert-Seins ungeschehen zu machen.*

Die Sehnsucht nach dem schönen Bild

Bilder sind im Narzissmus ein zentrales Thema, da Kinder schon früh in ihrer Entwicklung mit Bildern konfrontiert werden, wie sie idealerweise zu sein haben. In narzisstischen Familien werden die besonderen Fähigkeiten und Eigenschaften eines Kindes hervorgehoben, worüber das Kind Zuwendung und Aufmerksamkeit erhält. Das kann so weit gehen, dass ein Kind wie ein Schmuckstück der Welt präsentiert wird: »Schaut her, was für ein wunderbares Kind ich habe!« Das wirkt auf der einen Seite zwar wie eine positive Zuwendung, da das Kind wichtig genommen wird. Auf der anderen Seite bedeutet es aber auch, dass das Kind unbedingt so sein muss. Ist es anders oder weigert es sich, so zu werden wie das von ihm gezeichnete Bild, dann läuft es Gefahr, die elterliche Liebe und Zuwendung zu verlieren. Kinder sind in der Regel sehr schlau und halten sich an die Vorstellungen von außen, um nicht aus der Familie zu fallen. Somit lernen sie, sich an die Erwartungen und Vorstellungen seitens der Umwelt anzupassen und so zu werden, dass alle mit ihnen zufrieden sind.

Durch diesen Anpassungsprozess geht jedoch ein großer Teil der Persönlichkeit verloren, nämlich der, der nicht ins Bild passt. Das ist der Anteil, den wir »die Authentische« oder »das wahre Selbst« nennen – in dem man so ist, wie man ist. Und diese Authentische ist oftmals nicht deckungsgleich mit dem idealen Bild von sich selbst.

Ein Bild von sich zu haben, das man anstrebt, ist an sich nicht das Problem. Problematisch wird es erst, wenn dieses Bild mit der Realität nur bedingt oder gar nichts zu tun hat. Man strebt dann idealisierte Bilder von sich selbst an, die einem nicht wirklich entsprechen, aber zum Maßstab für die Eigenbewertung werden. Das heißt, man versucht, jemand anderes zu werden, als man ist.

Augenfällig wird das in den sozialen Medien, die diese Tendenz noch verstärken. Dort werden vor allem Bilder geteilt, die jeden von seiner idealen Seite zeigen. Dazu werden diese teilweise so stark bearbeitet, dass sie nur noch wenig mit der abgebildeten Person zu tun haben. Die geschönten Bilder werden dann zum Maßstab der eigenen Bewertung der Betrachter. Wenn die anderen so perfekt aussehen, muss man selbst es auch.

Vielleicht hast du das auch schon an dir beobachtet. Das kann aber dazu führen, dass du dich entwertest, wenn du den Standard nicht erreichen kannst. Oder du setzt dich immer stärker unter Druck, das Ideal doch noch zu erreichen. Auf diese Weise wird deine narzisstische Struktur verstärkt.

Die Suche nach dem schönen Bild betrifft aber nicht nur die eigene Person, sondern alle Bereiche des Lebens. Auch die eigene Familie, der Partner, die Kinder, der Job, die Wohnung, alles soll ideal sein. Da aber nichts wirklich perfekt sein kann, ist man am Ende immer unzufrieden und wirft sich vielleicht vor, eine Versagerin zu sein oder alles falsch gemacht zu haben.

Dass die Suche nach dem idealen Bild fatal sein kann, beschreibt schon der 2000 Jahre alte Mythos von dem schönen Jüngling Narziss, der dem Phänomen des Narzissmus seinen Namen gibt: Narziss ist der Sage nach das Kind einer Nymphe und eines Flussgottes, die beide wenig emotionale Sicherheit geben können, dafür aber den Sohn für seine Schönheit bewundern. Narziss wird vorhergesagt, er würde sehr alt werden, aber nur, wenn er sich selbst niemals erkennt. Seine Schönheit zieht Männer und Frauen an, deren Liebe er aber herzlos zurückweist. Ihm bleibt nichts als der trotzige Stolz auf seine eigene Schönheit, denn er ist unfähig, Liebe zu geben und zu empfangen. Das Leid, das er dadurch anderen zufügt, wird von den Göttern mit unerfüllbarer Selbstliebe bestraft. Es bleibt ihm nur das Verliebtsein in sein eigenes Spiegelbild im Wasser einer Quelle, auf das er verzückt blickt, es aber nie besitzen kann. In dem Moment, in dem sich Narziss im Spiegelbild erkennt, begreift er, dass er es selbst ist, nach dem er sich sehnt und den er doch nicht erreicht. Am Ende sucht er den Freitod.

Narziss schafft es also nicht, sich selbst zu finden, sondern verzehrt sich nach seinem Bild. Darin drückt sich die typische narzisstische Thematik aus: Das Bild wird wichtiger als die Person.

Impuls

Überlege dir einmal, wie dein idealisiertes Bild von dir aussieht: Was passiert, wenn es dir nicht gelingt, diesem Bild zu entsprechen? Welche Gefühle sind damit verbunden und wie beeinflussen sie dein Körpererleben?

Die Reaktion des Körpers ist in der Regel sehr eindeutig und hilft dir zu entscheiden, was für dich stimmt oder nicht. Ein tiefer Atemzug, das Gefühl der Leichtigkeit oder Weite in der Brust, die Entlastung der Schultern sind positive Zeichen, die mit angenehmen Gefühlen wie Freude und Zuversicht verbunden sind. In diesem Moment bist du mit deinem wahren Selbst in Kontakt. Dagegen ist der Druck, ein unerreichbares Ideal erfüllen zu müssen, mit körperlicher Verspannung, vielleicht sogar mit Schmerzen verbunden und führt zu Angst, Panik oder Unzufriedenheit. Was verspürst du?

Ich bin mir selbst fremd

Wird ein Kind schon früh mit einem idealen Bild konfrontiert, dann bekommt es statt einer kindgerechten Spiegelung die Botschaft, es solle so werden, wie die Bezugspersonen es haben möchten. Die Sensibilität des Kindes für seine Umwelt und deren Erwartungen und seine Begabung, sich nach diesen zu richten, wirken sich einerseits positiv auf das Kind aus, indem es bewundert wird und Liebe und Zuwendung erhält. Und es ist eine prosoziale Fähigkeit, die Beziehungen herstellt und dauerhaft erhält.

Auf der anderen Seite führt die Anpassung an die Erwartungen der Umwelt zu einer Selbstverleugnung, weil das Kind sich nicht so entwickeln kann, wie es von seiner Natur her ist. Und genau das führt zu einer narzisstischen Ausprägung: Alle Gefühle und Bedürfnisse, die dem wahren Selbst des Kindes entsprechen, werden zurückgestellt, um dem Bild zu entsprechen, das die Bezugspersonen von dem Kind zeichnen. Es baut dadurch eine Maske auf, hinter der es große Teile seines authentischen Anteils verbirgt. Das Ergebnis dieses Anpassungsprozesses ist eine Selbstentfremdung, die Entfremdung vom eigenen Wesen. Denn wenn das Authentische nicht gelebt werden kann, kommt es zu einer inneren Abspaltung und partiellen Abtötung des Spontanen und Lebendigen. Um die Zuwendung und Liebe der Bezugspersonen nicht zu verlieren, verleugnet das Kind seine Gefühle und Empfindungen, die nicht angemessen und erwünscht sind. Es wird nur noch jene Gefühle und Seiten von sich zeigen, die gefragt und erlaubt sind, die anderen aber verbergen. Das geht auf Kosten seines wirklichen Selbsterlebens und führt dazu, dass es nach außen jemanden darstellt, der es innen gar nicht ist. Und das bedeutet, es baut ein falsches Selbst auf.

Anpassung gehört zu unserem Leben und zu unserem Zusammenleben – sie ist jedoch nur so lange wertvoll, solange sie nicht zur

Selbstverleugnung wird. Und genau das geschieht in der narzisstischen Entwicklung, weil die Anpassung auf Kosten des wahren Wesens geht. Und diese Selbstentfremdung macht es dem Menschen später sehr schwer oder sogar unmöglich, seine wirklichen Gefühle, Bedürfnisse und authentischen Seiten wahrzunehmen.

> **Impuls**
>
> Wie war das bei dir? Welche Seiten wurden von der Umwelt unterstützt, welche hast du lieber verborgen? Hast du auch das Gefühl, dass du dir manchmal fremd bist und dich nicht richtig einschätzen kannst?

Zusammenfassung

- Menschen mit einer weiblich-narzisstischen Struktur sind sich im Grunde immer fremd und wissen nicht, wer sie wirklich sind.
- Da sie sich selbst nicht kennen, sind sie mehr mit einem schönen Bild von sich identifiziert als mit sich selbst.
- Das Streben nach dem schönen Bild von äußerlicher Perfektion, das sie aber nie erreichen, wird zum Inhalt ihres Lebens.
- Sie haben diese Selbstentfremdung entwickelt, da sie als Kind nicht so angenommen wurden, wie sie wirklich waren.
- Ihr Leid besteht darin, dass sie zu sich kommen wollen, es aber nicht schaffen.
- Ebenso möchten sie sich anderen hingeben, doch es gelingt ihnen nicht. Ihre Fähigkeit zu lieben und Liebe anzunehmen ist beeinträchtigt, obwohl sie sich sehr danach sehnen.

Teil 2
Den weiblichen Narzissmus verstehen und überwinden

Drei Selbstanteile einer narzisstischen Persönlichkeit: die weiblich-narzisstische Fassade

Wie wir bisher gesehen haben, hat der weibliche Narzissmus sehr viel mit der sogenannten narzisstischen Fassade zu tun, hinter der andere Teile der Persönlichkeit verborgen und teilweise ungelebt bleiben.

Man kann also sagen, dass wir beim weiblichen Narzissmus mehreren Anteilen einer Persönlichkeit begegnen: der Grandiosität, in der man sich überhöht und toller empfindet, als man ist, und der Minderwertigkeit, die mit Selbstzweifeln und einer depressiven Stimmung verbunden ist und in der man sich kleiner fühlt, als man ist. Diese beiden Seiten bilden das sogenannte falsche Selbst.

Dazu gibt es noch einen dritten Anteil, das sogenannte wahre Selbst. Dieser Anteil steht für den Kontakt mit sich selbst, seinen Gefühlen und Bedürfnissen. Hier hat man ein Erlebnis von »Das bin ich« und spürt seine Autonomie und Selbstbestimmung. Zu diesem authentischen Anteil besteht bei Frauen mit einer weiblich-narzisstischen Struktur wenig Kontakt, weil sie gelernt haben, dass sie hauptsächlich für ihre narzisstische Fassade Liebe und Zuwendung bekommen und nicht für ihr wahres Selbst. So wie man wirklich ist, so wie man sich in seinem wahren Selbst erlebt, das wurde entweder in der Entwicklung unterbunden oder nicht gefördert. Um jedoch ein besseres Selbstwertgefühl zu entwickeln, ist der Zugang zu diesem Anteil ganz wesentlich, weil er das Gefühl von Selbstbestimmtheit und Identität vermittelt.

Sicherlich gibt es noch viele andere Anteile in jeder Person. Ich möchte jedoch diese drei im Folgenden vorrangig betrachten, weil sie für die Erklärung des weiblichen Narzissmus eine wesentliche Rolle spielen.

Diese drei Anteile werden dich entsprechend in diesem Buch begleiten. Sie sind sozusagen die Basis, auf der wir das Thema weiter bearbeiten. Der Einfachheit halber habe ich ihnen dafür Namen zugeordnet:

- Die Grandiosität nenne ich: die Großartige.
- Das Minderwertigkeitsgefühl: die Unbedeutende.
- Das wahre Selbst: die Authentische.

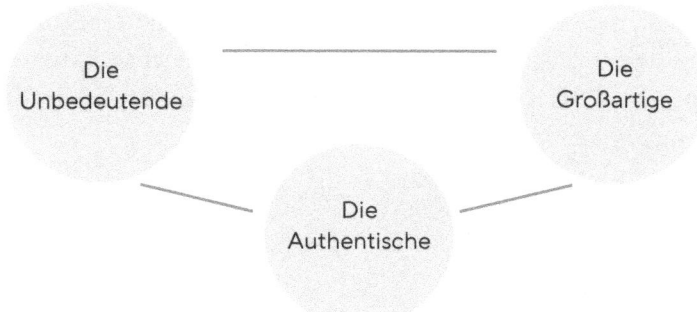

Der Begriff »Unbedeutende« meint natürlich nicht, dass dieser Anteil von dir oder gar du selbst unbedeutend wäre, er fühlt sich nur so an. Im Grunde müsste er »die Kleinartige« heißen, das Wort gibt es aber nicht. Dasselbe trifft für die Großartige zu: So grandios bist du nicht und musst es auch nicht sein.

Jeder dieser drei Anteile erzeugt in dir eine unterschiedliche Wirkung, weshalb es wertvoll sein kann, wenn du ihnen einen individuellen Namen zuordnest. Zum Beispiel einen Vornamen, egal ob männlich oder weiblich.

Du kannst für jeden Anteil aber auch eine Figur wählen, zum Beispiel den Zwerg oder die Zwergin für die Unbedeutende oder die strahlende Sonne für die Großartige. Du bist völlig frei, wie du sie benennen willst. Durch einen selbst gewählten Namen oder ein Bild machst du dir diese Anteile vertrauter. Ich werde im Folgenden die von mir gewählten Begriffe verwenden, du selbst kannst sie dann durch deinen individuellen Namen ersetzen.

Als Märchenfiguren wäre die Unbedeutende das Aschenputtel, das sich nicht traut, sich zu zeigen, das sich kleiner macht, als es ist, das nur im Geheimen seine Wünsche ausdrückt und nicht wirklich am Leben teilhat. Die Großartige könnte die böse Stiefmutter von Schneewittchen sein, die eitel, selbstbezogen und nur an sich selbst interessiert ist und die sich immer wieder von dem Spiegel bestätigen lässt, dass sie die Schönste ist. Die Authentische dagegen wäre Schneewittchen, die sich weder klein noch groß macht, sondern sich so entwickelt, dass sie am Ende zu ihrem Recht und zu ihrem Glück kommt.

Impuls

Im Laufe der nächsten Kapitel kannst du dich immer wieder selbst einmal fragen, in welchen Situationen welches Erleben in dir auftaucht. Wann und wodurch wird die Unbedeutende in dir aktiviert, wann die Großartige? Und wann bist du mit der Authentischen, also mit dir, in einem guten echten Kontakt?

Das Zusammenspiel der drei Erlebnisqualitäten

Die drei gerade vorgestellten Anteile stehen für entsprechende Erlebnisqualitäten in dir:

- Bist du mit der Großartigen identifiziert, dann fühlst du dich unschlagbar, stellst dich in besonderer Weise dar und bekommst Beachtung.
- Die Unbedeutende steht für den Anteil in dir, der dir kein Recht gibt, liebenswert, wertvoll und wichtig zu sein.
- Die Authentische ist dir viel weniger zugänglich, da du mehr mit den zwei anderen Anteilen identifiziert bist. Hast du jedoch einmal Kontakt zu ihr, so merkst du es daran, dass du dich weniger anstrengst, nichts darstellen musst, sondern so sein kannst, wie du bist. In dem Moment bist du im Einklang mit dir selbst.

Im weiblichen Narzissmus tanzen diese drei Anteile völlig losgelöst umeinander, sodass du am Ende gar nicht mehr weißt, wer du wirklich bist. So toll und überlegen wie die Großartige, so mickrig und voller Selbstzweifel wie die Unbedeutende oder so in dir gefestigt, dass du dir vertraust und keine so große Angst vor Kritik und Zurückweisung haben musst.

Alle drei Anteile gehören zu dir, keiner ist besser oder schlechter als der andere. Das Problem entsteht dadurch, dass nicht du bestimmst, wer du bist, sondern diese Anteile.

Warum ist das so? Das liegt in der Natur des weiblichen Narzissmus, indem du immer nur eine Seite von dir erlebst: Wenn du dich minderwertig fühlst, hast du keinen Zugang zu deinem Hochgefühl, und wenn du in der Grandiosität bist, erinnerst du dich nicht an deine minderwertige Seite. Da die Anteile nicht miteinander verbunden sind, lösen sie sich in deinem Erleben gegenseitig ab.

Welcher dieser Anteile im Vordergrund steht, wird vorwiegend durch die Reaktion der Umwelt ausgelöst. Wirst du gelobt und anerkannt, dann bist du sehr schnell in deiner Grandiosität, wirst du aber nicht beachtet oder sogar abgelehnt oder kritisiert, dann stürzt du in das Gefühl von Minderwertigkeit. Dieser Wechsel kann innerhalb kürzester Zeit geschehen und ist daher für dich sehr irritierend.

Die Großartige dient dir als Stütze, die dir hilft, deine Minderwertigkeitsgefühle nicht zu spüren. Je toller du dich fühlst, umso stärker ist sie in Aktion. Sie hat viele Qualitäten und Kompetenzen, aber sie strengt sich sehr an. Immer herausragend sein, perfekt sein, alles richtig machen, gut aussehen und gut drauf sein, all das ist mühsam und belastend. Die Großartige ist leider nicht gut geerdet, das heißt, sie ist selbst durch die kleinste Kritik – oder das, was man als solche erlebt – sehr schnell verunsichert.

Erfüllst du deine Ansprüche an dich oder bist auf dem Weg dahin, so bist du mit deiner Großartigen in Kontakt. Bei vielen Frauen habe ich erlebt, dass das sehr viel mit ihrer Figur, ihrem Gewicht und ihrer Attraktivität zu tun hat. Entsprichst du annähernd deiner Idealvorstellung, wie du als Frau aussehen möchtest, erlebst du dich als unwiderstehlich, im anderen Moment aber, sobald du unzufrieden mit dir bist, hältst du dich für unattraktiv und lehnst dich ab.

Im ersten Fall übernimmt die Großartige dein Erleben, im zweiten Fall die Unbedeutende. Und so kann es hin- und hergehen, manchmal im Minutentakt. Mal bestimmt die eine, mal die andere dein Leben, dein Verhalten, Denken und Fühlen.

So erging es auch Luisa, einer Frau mittleren Alters, die sehr gut aussah, aber viele Selbstzweifel hatte. Als sie zu einer Feier eingeladen wurde, machte sie sich schön und gefiel sich sehr gut. Kurz bevor sie das Haus verließ, schaute sie noch einmal in den Spiegel und war zufrieden. Auf der Feier angekommen nahm sie aber wahr, dass die meisten Gäste viel legerer gekleidet und weniger hergerichtet waren als sie. In diesem Moment fiel ihre gesamte positive Einstellung zu sich wie ein Kartenhaus zusammen und es blieben nur Selbstanklage und das Gefühl von Scham. Sie machte sich Vorwürfe, warum sie sich so aufgedonnert hatte, und die ganze Freude über ihr Aussehen war verraucht. Sie konnte den Abend nicht genießen und traute sich nicht mehr, mit den anderen ins Gespräch zu kommen, weil sie sich so fehl am Platz vorkam. Deshalb nahm sie auch nicht wahr, wer alles mit ihr Kontakt knüpfen wollte. Sie war nur noch mit ihrem Versagen und ihrer Selbstentwertung beschäftigt und verließ das Fest relativ schnell.

Wie schade, denn vor lauter Gram darüber, nicht ihrer idealen Vorstellung zu entsprechen, hat Luisa einen schönen Abend verpasst. Sie war nur noch mit ihrer Unbedeutenden in Kontakt, die auch für die Selbstentwertungen verantwortlich war.

Die Lösung läge für Luisa darin, mit ihrer Authentischen in Kontakt zu treten. Dann würde sie spüren, dass es viel weniger um ihr Aussehen als um ihre Person geht und die Menschen freundlich auf sie reagieren und Interesse an ihr haben. Da sie aber nur mit ihrem falschen Selbst in Kontakt war, kam sie gar nicht auf die Idee, dass sie auch von anderen anerkannt und gemocht wird, wenn sie aus dem Rahmen fällt. Auch konnte sie nicht das gute Gefühl spüren, mit anderen Menschen zusammen zu sein. Sie war nur mit ihrem Outfit und der Angst, abgelehnt zu werden, beschäftigt. Nichts anderes hatte in ihrem Erleben Platz. Ganz anders hätte sich die Situation dargestellt, wenn sie perfekt ins Bild gepasst hätte. Dann hätte ihre Großartige weiterhin Oberwasser gehabt.

Je nach Situation wird also immer einer der Anteile aktiviert, sei es durch eine Reaktion von außen oder durch die eigenen Gedanken – wenn also die Reaktion von außen im Inneren »vorweggenommen« wird. Das führt sehr häufig zu einer inneren Unsicherheit und einer starken Abhängigkeit vom Außen, die den eigenen persönlichen Wert bestimmt. Die Bestätigung von außen macht einen zu einem wertvollen Menschen, bleibt die Anerkennung aus, fühlt man sich wertlos.

Zusammenfassung

> Mit dem weiblichen Narzissmus sind drei innere Anteile verbunden. Diese Anteile bringen wesentliche Erlebnisqualitäten mit sich:
>
> > die Minderwertigkeit das Gefühl, unbedeutend zu sein,
> >
> > die Grandiosität das Gefühl der Großartigkeit und Überlegenheit,
> >
> > das wahre Selbst das Erleben, authentisch zu sein, so wie man ist.
>
> Die Anteile wechseln sich ständig ab, manchmal im Minutentakt.
>
> Die Folge ist eine innere Verwirrung mit der Frage, wer man wirklich ist.
>
> Die Anteile werden ausgelöst durch Reaktionen von außen oder durch eigene Gedanken.

Entdecke deine drei individuellen Selbstanteile

Um zu verstehen, was emotional in dir geschieht, ist es sinnvoll, wenn du deine drei inneren Anteile bzw. die damit verbundenen Erlebnisqualitäten näher kennenlernst. Denn sie sind nicht bei jedem Menschen gleich, die Inhalte können ganz unterschiedlich sein. Ein möglicher Zugang ist, dir die spezifische Frage zu stellen, die mit dem jeweiligen Anteil verbunden ist:

- *Die Unbedeutende:* Wie darf ich nicht sein, was darf ich nicht zeigen, um nicht abgelehnt oder verstoßen zu werden?
- *Die Großartige:* Wie muss ich sein, um zu gefallen und geliebt zu werden und mich toll und überlegen zu fühlen?
- *Die Authentische:* Wer bin ich? Was macht mich zu der Person, die ich bin?

Wie du an den Fragen schon erkennst, geht es beim weiblichen Narzissmus immer darum, ob du die bist, die du auch nach außen zeigst. Es herrscht sehr häufig ein inneres Verbot, die schwache Seite zu zeigen. Stattdessen muss der Welt gegenüber ein cooles und fröhliches Bild aufrechterhalten werden.

Vielleicht geht es dir damit ähnlich wie Mia:

»Ich bin müde und erschöpft von der Anstrengung, meine Sehnsucht nach Liebe, Nähe und Geborgenheit verstecken zu müssen. Aber nein, es darf niemand sehen, wie ich bin! Ich würde mich zu Tode schämen, wenn jemand hinter meiner Fassade von Selbstbewusstsein und Souveränität meine Bedürftigkeit sehen würde.
So zeige ich mich: Ich bemühe mich um gutes Aussehen, freundliches

Auftreten und liebenswürdige Umgangsformen. Andere sollen denken: Die ist jung, dynamisch, aktiv, selbstbewusst und aufgeschlossen. Die kann etwas, geht auf Menschen zu, behauptet sich, lässt sich nicht einfach übergehen. Sie leistet kompetente Arbeit und ist schlagfertig. Von mir persönlich zeige ich nichts, sondern konzentriere mich ganz auf die Erhaltung des Eindrucks einer beruflich erfolgreichen und auch sonst voll im Leben stehenden Frau.

Und so fühle ich mich: Keiner darf jemals herausfinden, wie mir wirklich zumute ist. Lächeln, Mia, lächeln, es könnte sein, dass du beobachtet wirst. Die anderen halten mich sowieso für blöde, die nehmen mich doch gar nicht ernst. Ich muss so tun, als ob ich immer glücklich wäre, als ob ich alles verstehe, mich nichts erschüttern kann.

Ich wirke nach außen selbstsicher und problemfrei, weil andere mich so einschätzen. Aber oftmals fühle ich mich so unsicher, dass ich mich verkriechen möchte. Ich habe dann Angst, nichts richtig zu machen, mich falsch zu verhalten, dummes Zeug zu reden und abgelehnt zu werden. Ich mache mir sehr viele Gedanken darüber, was andere über mich denken, und hätte es am liebsten, wenn mich alle bewundern. Aber meistenteils fühle ich mich unbedeutend und minderwertig. Wie soll ich so jemandem gefallen?«

Dieses Zitat zeigt den Zwiespalt zwischen äußerer Stärke und innerer Unsicherheit. Keiner darf davon erfahren! Denn wenn einmal herauskommt, wie Mia wirklich ist, dann fliegt der ganze Schwindel auf: von wegen selbstbewusst, das spielt sie nur! Im Grunde hält sie sich für eine andere als sie ist.

Doch hier geht es um keinen Schwindel, sondern um die Angst, sich eigene Schwächen einzugestehen oder sie auch anderen zu zeigen. Das ist mit dem Gefühl der Scham und einer großen Unsicherheit verbunden, die durch die grandiose Fassade vermieden wird.

Selbstdarstellung und die Rolle der sozialen Netzwerke

Interessanterweise könnte man die Schwäche jedoch auch als Stärke umdefinieren und sich darüber Aufmerksamkeit holen. In den sozialen Netzwerken ist die Entwicklung zu beobachten, dass sich die Menschen nicht nur mit ihren großartigen Seiten präsentieren, sondern vermehrt ihre seelischen Probleme und psychischen Erkrankungen posten. Theoretisch ist es nicht verkehrt, wenn auch schwache Seiten aus der Problemecke geholt werden. Doch in dieser Darstellung drängt sich der Verdacht auf, hier ginge es um etwas anderes: Als reiche es nicht aus, nur interessant, hübsch oder besonders zu sein, muss man nun auch eine seelische Störung samt Diagnose zur Schau stellen, um Likes und Klicks zu erzeugen. Auf diese Art und Weise wird das Zeigen von Schwäche und Krankheit leicht zum Instrument der grandiosen Selbstdarstellung und stärkt die narzisstische Seite, weil man sich mit ihr von der Masse abhebt und zu etwas Besonderem wird: »Seht her, wie schlimm es mir geht, schlimmer als allen anderen.« Das bringt Aufmerksamkeit, Beachtung und Mitleid und nährt das Selbstwertgefühl. Das Bedürfnis, Zuwendung zu erringen, die man anders nicht zu bekommen glaubt, ist legitim, die Methode dagegen zweifelhaft und für die Beteiligten am Ende eher schädigend als hilfreich.

Natürlich kann die Präsentation von seelischen Erkrankungen in den sozialen Netzwerken Betroffenen Mut machen, zu ihren eigenen psychischen Problemen zu stehen. Wenn sie lesen, wie es anderen geht, fühlen sie sich verstanden und mit ihren Nöten nicht mehr alleine. Auch kann es die Akzeptanz psychischer Erkrankungen in der Gesellschaft insgesamt erhöhen.

Gefährlich werden solche Posts jedoch auf zwei Weisen: Auf der einen Seite macht man sich selbst angreifbar, wenn man über die eigenen psychischen Probleme schreibt. Deshalb sollte eine solche Öffentlichmachung stets sehr gut überlegt sein.

Auf der anderen Seite werden häufig ganz natürliche Zustände pathologisiert: Zum Beispiel wird eine vorübergehende Niedergeschlagenheit gleich zur Depression oder eine starke innere Unruhe zur Angststörung. Für die Lesenden ist meist nicht erkennbar, ob Informationen *über psychische Erkrankungen* fundiert sind oder unvollständig, falsch oder gar gefaked. Möglicherweise stellt man sich dann selbst eine niederschmetternde »Diagnose«, die in Wirklichkeit jeder Grundlage entbehrt. Das kann zu einem Selbstwerteinbruch führen und dem Gefühl, krank oder gestört zu sein.[3]

Hier gilt nun das, was ich schon bei den Alltagsdiagnosen erwähnte: Selbstdiagnosen führen sehr häufig in die Irre, solange sie nicht von fachlicher Seite bestätigt wurden. Hilfreicher wäre es, wenn du dich selbst beobachtest und dir Gedanken darüber machst, was dir eine klinische Diagnose bringen würde.

Impuls

Zurück also zu den drei Selbstanteilen: Wer ist bei dir für die Außendarstellung zuständig? Ist es hauptsächlich die Großartige, die versucht, besonders zu sein, weil sie befürchtet, sonst übersehen zu werden? Oder die Unbedeutende, die dadurch Aufmerksamkeit und Bezogenheit bekommt? Wie schaffen sie das? Und was passiert, wenn es nicht gelingt? Spürst du die Reaktion deiner Authentischen?

Beantworte folgende drei Fragen:
- Was darfst du auf keinen Fall zeigen, welche Gefühle, Bedürfnisse und Verhaltensweisen willst du auf jeden Fall verbergen?
- Wie ist dein Ideal von dir, wie müsstest du bestmöglich sein, um geliebt, anerkannt und beachtet zu werden?
- Unter welchen Umständen fühlst du dich in dir wohl, welche Bedingungen müssen gegeben sein, damit du in Kontakt mit dir bist und nicht in Kontakt mit den Vorstellungen davon, wie du zu sein hast?

Impulse zur Veränderung

Je besser du verstehst, was innerlich in dir geschieht, umso leichter kannst du eine Veränderung vornehmen. Deine drei Anteile aus dem falschen und wahren Selbst können dir dabei helfen, Klärung und Struktur in deine Gefühle, Gedanken und dein Verhalten zu bringen.

Stell dir vor, du stehst vor einer Aufgabe, die Anstrengung und Arbeit von dir verlangt. Das kann die Vorbereitung auf ein Vorstellungsgespräch sein, die Erstellung eines Projekts in deiner Arbeit, die Urlaubsplanung oder jedwede handwerkliche Tätigkeit. Schon bevor du beginnst, wirst du bestimmte Gedanken und Vorstellungen haben, wie das Ergebnis ausfallen könnte.

Deine grandiose Seite wird sagen: Das wird super, vielleicht besser als alles andere bisher, ich schaffe das mit links. Solange du mit ihr in Kontakt bist, wirst du motiviert, kreativ und voller Tatendrang sein. Dieser Anteil nimmt in dir so lange den größten Raum ein, bis eine negative Reaktion von außen kommt. Wirst du in dem, was du tust, bestätigt, dann bewahrst du dir dieses Gefühl eines möglichen großartigen Erfolgs, wirst du jedoch auf einen Fehler hingewiesen oder kritisiert, kann es sein, dass in dem Moment deine Unbedeutende die Führung übernimmt. Sie schluckt die Kritik ungeprüft, lehnt ab, was du tust, hält dich für nicht begabt und geeignet genug und formuliert viele Selbstzweifel: Kann ich das überhaupt? Bin ich die Richtige? Maße ich mir nicht etwas an, was mir gar nicht zusteht? Was denken jetzt die anderen von mir, wenn ich versage?

Diese Seite straft dich ab, erniedrigt dich und nimmt dir sämtliche Motivation, weiterzumachen. Dein Zutrauen wird auf einer Skala von 0 bis 10 ziemlich weit nach unten rutschen, im schlimmsten Fall gibst du auf. Damit das nicht passiert, kannst du deinen dritten Anteil zu Hilfe nehmen, die Authentische. Sie hat die Fähigkeit, besser unterscheiden zu können, welche Kritik sinnvoll und notwendig ist und welche Kritik für dich im Grunde keine Rolle spielt. Sie kann dir dabei helfen herauszufinden, was an der Kritik für dich lohnenswert ist, woraus du also etwas lernen kannst, um dich zu verbessern, und welchen Teil der Kritik du zurückweisen solltest. Der Vorteil davon ist, dass du nicht dein gesamtes Projekt und deine gesamte Fähigkeit infrage stellen musst, sondern die Kritik als Rückmeldung nehmen kannst, die dir hilft, besser zu werden. Das ist eine andere Herangehensweise als die der Überheblichen, die meint, perfekt zu sein und über jeglicher Kritik zu stehen. Das ist natürlich unrealistisch. Die Authentische aber kann dir ein ausgewogeneres Bild der Realität vermitteln. Sie hilft dir, sowohl deine Stärken als auch deine Schwächen zu erkennen. Wenn du nun deine Tätigkeit fortsetzt und die Schwachstellen ausgeglichen hast, kann es sein, dass du dafür gelobt wirst. In dem Moment besteht die Gefahr, dass du wieder in dein idealisiertes Gefühl abrauschst und für eine sachliche Auseinandersetzung nicht mehr zugänglich bist. Auch in diesem Fall kann dir deine Authentische helfen, dich wieder auf den Boden zu bringen und zu unterscheiden, was wirklich toll ist an dem, was du machst, und was völlig normal ist.

Auf diese Weise kannst du viele Probleme lösen, die dir während der Lektüre dieses Buches auffallen und die dir in deinem Alltag begegnen. Statt blind in eine narzisstische Dynamik hineinzufallen, kannst du einmal innehalten und dich fragen, welcher Anteil im Moment vorherrscht, welche Botschaften er aussendet und wie die anderen Anteile darauf reagieren.

Letztlich ist das Ziel, dass die drei Anteile nicht mehr unabhängig voneinander handeln und fühlen, sondern dass sie lernen, miteinander in Kontakt zu treten und zu kooperieren.

Isolde, die wir später noch näher kennenlernen werden, formulierte mir gegenüber einmal, sie habe das Gefühl, nicht deckungsgleich zu sein. Sie spürte, dass die Anteile in ihr nicht übereinstimmten. Ihr Wunsch war es, alle drei Anteile mehr miteinander zu verbinden und so übereinanderzulegen, dass sie ein Ganzes würden. Das dauerte natürlich eine gewisse Zeit, aber dieser Gedanke hat ihr geholfen, sich anders zu betrachten und sich innerlich zu verändern.

Bitte beachte: Es ist nicht immer eindeutig, aus welchem Selbstanteil welcher Impuls entsteht. Somit ist es nicht der Mühe wert, genau zu entscheiden, welcher Anteil gerade reagiert. Noch dazu gibt es sehr viel mehr Anteile in dir als nur den unbedeutenden, den grandiosen und den authentischen Anteil. Konzentriere dich mehr auf dein Gefühl, was für dich stimmig ist und was nicht. Nutze dazu deine bisherigen Erfahrungen.

Es geht bei der Beschreibung der drei Selbstanteile hauptsächlich darum, in das innere Durcheinander mehr Struktur zu bringen. Manchmal führt uns das Verstehen zu mehr Klarheit darüber, was in uns geschieht und wie wir Veränderungsprozesse einleiten können.

Zusammenfassung

➤ Die drei Selbstanteile haben unterschiedliche Botschaften. Wenn du sie kennst, können sie dir ein Verständnis für deine innere psychische Dynamik geben.

➤ Wenn du jedem einzelnen Anteil eine Stimme verleihst, wird dir der bisherige unbewusste und willkürliche Ablauf bewusst.

➤ Du erfährst, welche Botschaft jeder Anteil hat.

➤ Indem die drei Anteile miteinander sprechen, hebst du die innere Spaltung auf und kommst zu mehr innerer Übereinstimmung und Kongruenz.

➤ Die drei Anteile helfen dir damit, den weiblichen Narzissmus zu verstehen und zu überwinden.

Wer ist die Authentische?

Die Authentische ist der am schwierigsten greifbare Anteil in uns. Auch deshalb, weil er nicht immer scharf abgrenzbar ist von der Unbedeutenden und der Großartigen. Und dennoch ist es wertvoll, eine Bewusstheit für diesen Anteil zu entwickeln. Denn sind wir mit der Authentischen in Kontakt, können wir spüren, was wir brauchen, was für uns wichtig ist und welche Gefühle wir im Moment haben. In ihr spürt man, dass man Liebe und Zuwendung verdient hat und braucht.

Die Authentische ist im Grunde immer da, auch wenn wir sie nicht wahrnehmen. Das liegt daran, dass wir sehr viele Vermeidungsmechanismen aufgebaut haben, um sie nicht zu fühlen. Manchmal ist es leichter, sich etwas vorzumachen, als die Wahrheit zu sehen und zu merken, dass man traurig ist oder Angst hat. Das ist aber nur dann sinnvoll, wenn wir uns vor zu starken Gefühlen schützen müssen. Ansonsten gehört es zu einer positiven Einstellung zu sich selbst, die eigenen Gefühle nicht zu verleugnen, sondern ihnen Raum zu geben.

Ein großer Vorteil des Kontakts mit der Authentischen besteht darin, dass wir unsere Stimmigkeit spüren, wenn wir etwas tun, was gut für uns ist. Das halte ich für besonders wichtig, denn es eröffnet uns die Möglichkeit, unser Leben und Handeln in einem positiven Sinne für uns auszurichten.

Diese Stimmigkeit erreichen wir beispielsweise, wenn wir unsere Bedürfnisse kennen und ihnen nachgehen. Wenn wir Nein sagen und Grenzen setzen, weil wir etwas nicht wollen. Wenn wir Beziehungen meiden, in denen wir schlecht behandelt werden. Wenn wir unsere Wünsche mitteilen, damit wir eine Chance haben, dass sie erfüllt werden. Wenn wir anderen Menschen unsere Zuneigung mitteilen, weil wir sie gerne mögen.

Des Weiteren spüren wir im Kontakt mit der Authentischen unsere Autonomie, den Impuls, unsere eigenen Vorstellungen umzusetzen, statt uns permanent nach den anderen zu richten. Schließlich können wir aber auch wahrnehmen, ob wir Hilfe und Unterstützung brauchen, um uns nicht zu überfordern. Nur die Großartige sagt, dass wir alles alleine schaffen müssen, die Authentische dagegen weiß, dass es oftmals viel klüger ist, Rat, Trost oder Zuspruch bei anderen zu suchen. Das ist kein Eingeständnis von Schwäche, wie es die Großartige sagen würde, sondern kluges Handeln, das uns als ganze Person stärkt. Das Ziel der Auseinandersetzung mit der weiblich-narzisstischen Thematik ist es ja, das Selbstwertgefühl zu stärken, die eigene Autonomie zu entdecken und ein positives Lebensgefühl zu entwickeln.

Statt sich in dem falschen Selbst zwischen der Unbedeutenden und der Großartigen zu zerreiben, kommen wir bei uns an und finden unsere Selbstliebe, Selbstakzeptanz und unsere emotionale Tiefe.

Der Zugang zu deinen drei Selbstanteilen

Kontakt zu den drei Selbstanteilen aufzunehmen ist wie gesagt unterschiedlich einfach. In der Regel spüren wir die Unbedeutende immer dann, wenn wir uns schlecht und minderwertig fühlen. Das kann im Kontakt mit anderen Menschen sein, wenn wir uns nicht wahrgenommen und verstanden fühlen. Oder wenn wir versagen und unsere Ziele nicht erreichen. In dem Moment taucht dieser Anteil automatisch auf. Wir müssen uns gar keine Mühe machen, nach ihm zu suchen. Mitunter sind wir jedoch so stark mit diesem Anteil identifiziert, dass das Gefühl von Minderwertigkeit dauerhaft vorhanden ist. In diesem Fall brauchen wir gar kein aktuelles Ereignis von außen, um uns schlecht zu fühlen, da wir davon ausgehen, sowieso unwichtig zu sein. Gerade in so einem Fall ist es hilfreich, die zwei anderen Selbstanteile zu entdecken, um ein Gegengewicht zu dem Gefühl der Minderwertigkeit zu schaffen.

Die Großartige spüren wir in dem Moment, in dem wir gelobt werden, oder wenn wir eines unserer Ideale erreicht haben oder auf dem Weg dahin sind. Auch dieser Anteil reagiert in so einem Fall automatisch, wir müssen uns gar nicht um einen Kontakt mit ihm bemühen. Im Gefühl der Großartigen entlasten wir uns von der Schwere der Minderwertigkeit, können das Hochgefühl jedoch selten lange aufrechterhalten – entweder weil von außen etwas Negatives auf uns zukommt oder weil seine Kraft sich allmählich verliert. In diesem Moment laufen wir Gefahr, wieder in das alte negative Muster zurückzufallen.

Der Zugang zu unserer Authentischen ist sehr viel schwieriger, weil sie kaum gelebt wurde und mehr im Hintergrund wirkt. Das Wesen der Authentischen ist das Gefühl, mit sich in Kontakt und bei sich zu sein. Das bedeutet, sich zu fragen: Was spüre ich gerade in mir, welche Gefühle und Bedürfnisse habe ich und bin ich mit meinen Gedanken bei mir oder im Außen?

Ich vergleiche das gerne mit dem Bild der Antennen, die nach außen gerichtet sind und die Umgebung scannen, um herauszufinden, was um einen passiert und worauf man sich einstellen muss. Das ist eine tolle Fähigkeit, sie hat jedoch mitunter den Nachteil, dass man von sich selbst wegkommt. Dann wird das Außen wichtiger als der Kontakt zu uns selbst.

Um das zu verändern, können wir unsere Antennen von außen nach innen lenken, um den Innenraum wahrzunehmen. Das geht sehr gut über die Wahrnehmung des Körpers. Wie erlebe ich meinen Körper, welche Körperteile spüre ich und wie spüre ich sie? Welche Gefühle sind damit verbunden? Wie ist meine momentane Gefühlslage? Bin ich traurig, habe ich Angst oder spüre ich auch Freude? Was auch immer da ist, darf da sein. Der Atem ist dabei eine große Unterstützung. Je tiefer und gleichmäßiger wir atmen, umso mehr kommen wir in Kontakt mit unseren Gefühlen. Manchmal reichen schon einige tiefe Atemzüge, um sich zu spüren.

Darüber hinaus ist der direkte Kontakt zum Boden ein wesentlicher Faktor für den Zugang zur Authentischen. Solange man hauptsächlich mit dem falschen Selbst, also der Großartigen und Unbedeutenden, verbunden ist, hat man wenig Bodenkontakt. Sowohl im Gefühl der Minderwertigkeit als auch der Grandiosität hebt man leicht ab und verliert nicht nur sich selbst, sondern auch die Bodenhaftung. Dann wird man von den eigenen Gefühlen überschwemmt und kann nicht mehr angemessen und sinnvoll handeln. Das kann sowohl bei Freude passieren, wenn man zum Beispiel glaubt, endlich den Traumpartner gefunden zu haben, und deshalb unter der Decke schwebt, oder bei Verzweiflung, wenn man sich zum Beispiel innerlich zerstört fühlt, weil man von einem anderen Menschen abgelehnt wurde. Diese Extreme sind äußerst schwer auszuhalten, weshalb es notwendig ist, wieder Bodenhaftung zu gewinnen, um die Gefühle in Schach zu halten. Der Boden ist immer für uns da und kann uns in solchen Situationen stützen. Er erdet uns und gibt uns Sicherheit. Je mehr wir uns ihm anvertrauen, umso mehr spüren wir, dass wir bedingungslos getragen werden. Das vermittelt ein Gefühl von Vertrauen und die Möglichkeit, loslassen zu können.

Im narzisstischen System sind Vertrauen und Loslassen sehr gering ausgeprägt, weil man immer alles selbst in der Hand haben will und steuern muss. Dinge einfach mal geschehen zu lassen ist sehr schwer, fällt aber umso leichter, je mehr Vertrauen wir entwickeln.

Woltemade Hartman, ein Traumatherapeut, hat einmal in einem Seminar gesagt, dass wir den Kontakt zum Boden nicht nur selbst herstellen, sondern dass der Boden von unten Kontakt mit uns aufnimmt, als würde er unsere Füße küssen.

Der Zugang zu der Authentischen und die damit verbundene innere Zentrierung ist wie eine Basis, von der aus man ins Leben, in die Beziehung und in die Handlung geht. Leider verliert man den Kontakt zu seiner Basis schnell, indem die Gedanken einen ablenken und die Aufmerksamkeit sich nach außen richtet. Man kann jedoch immer wieder zu sich zurückkehren, indem man sich einen Anker in seinem Körper setzt. Das kann durch die Konzentration auf einen Körperteil geschehen, den wir angenehm und entspannt erleben, beispielsweise durch ein warmes Gefühl in der Brust oder durch den Kontakt der Füße zum Boden. Manchmal reicht es schon, nur an diese Körperstellen zu denken, und man kehrt zu sich zurück.

Auf keinen Fall solltest du jetzt eine mit Leistung verbundene Aufgabe daraus machen, immer im Kontakt mit dir sein zu müssen, das wäre kontraproduktiv und würde die Großartige »füttern«. Letztlich geht es nur darum zu lernen, die Aufmerksamkeit immer wieder auf dich selber zu richten.

Kommst du wieder bei deiner Basis an, kannst du mit dieser Zentrierung und inneren Kraft auf das Problem schauen, das dich gerade beschäftigt. Stehst du beispielsweise vor einer Trennung, dann stellt sich die Situation aus Sicht der Authentischen nicht so hoffnungslos und schrecklich dar, wie wenn du sie aus deinem falschen Selbst betrachtest. Es überwiegen dann nicht die Katastrophenfantasien der Unbedeutenden, die dich in ein tiefes Loch stürzen, verbunden mit dem Gefühl, nichts wert zu sein und den Halt im Leben zu verlieren. Auch musst du nicht den Vorstellungen der Großartigen folgen, die meint, mit viel Aufwand, Mühe und extremer Anpassung die Trennung vermeiden zu können, um es am Ende doch nicht zu schaffen. Deine Authentische dagegen wird den Schmerz und die Verzweiflung spüren, sich möglicherweise Unterstützung und Hilfe holen und sich Zeit lassen für die Ablösung. Das gibt dir die Möglichkeit, Schwere und Gewicht an den Boden abzugeben und die Entwicklungschance zu sehen, die darin liegt, alleine zurechtzukommen und das Leben in die eigenen Hände zu nehmen.

Impuls

Den Kontakt zum Boden kannst du durch eine kleine Übung verstärken: Stelle beide Füße auf die Erde und tritt mit einem Fuß, zum Beispiel dem linken, ein bisschen in den Boden hinein und atme zugleich aus. Dann lass los, atme wieder ein, tritt mit dem rechten Fuß in den Boden und atme dabei aus. Dann lass los, atme wieder ein und tritt mit dem linken Fuß in den Boden und atme aus. Wiederhole das mehrmals und du wirst merken, dass deine Erdung dadurch besser wird und du zentrierter bist.

Zusammenfassung

➤ Der Zugang zu jedem einzelnen Selbstanteil ist unterschiedlich einfach.

➤ Am wenigsten vertraut ist dir die Authentische, da sie bisher am wenigsten gelebt wurde.

➤ Für deinen Kontakt mit der Authentischen sind wichtig: die Wahrnehmung deiner Atmung und deines Körpers, die Erdung, das Vertrauen und das Loslassen.

➤ Richte deine Außenantennen ins Innere.

➤ Auch wenn du den Kontakt zu deiner Basis immer wieder verlierst, ist es möglich, zu ihr zurückzukehren.

➤ In der Authentischen findest du deine emotionale Tiefe, deine Bedürfnislage, deine Autonomie, das Gefühl von »das bin ich«, deine Selbstliebe und Selbstakzeptanz.

Selbstliebe und Selbstakzeptanz

Ein Ziel der Veränderung der narzisstischen Struktur ist der Aufbau wirklicher Selbstliebe, der Liebe zu sich selbst, die Ausdruck des positiven Narzissmus ist. So wie wir andere Menschen lieben, so können wir auch lernen, uns selbst zu lieben. Beides gehört im Grunde zusammen, denn je weniger wir uns lieben, umso weniger können wir auch anderen Menschen Liebe geben.

Selbstliebe ist etwas anderes als die Selbstverliebtheit in der Grandiosität. Man sollte daher Selbstverliebtheit nicht mit Selbstliebe verwechseln, denn Erstere bezieht sich hauptsächlich auf bestimmte Fähigkeiten und Eigenschaften, jedoch nicht auf die gesamte Person. Auch spürt man sie nur, wenn man bewundert wird. Wirkliche Selbstliebe ist darauf nicht angewiesen und bleibt auch erhalten, wenn die Bewunderung ausbleibt.

»Ich bin gut und liebenswert, so wie ich bin« könnte die dazugehörige positive Einstellung heißen, die eben nicht nur dann Geltung hat, wenn ich mich gut fühle und bestärkt werde, sondern auch, wenn ich mich unzulänglich fühle. Diese grundlegende positive Einstellung mir gegenüber geht nämlich nicht so leicht verloren wie die Gefühle aus der Grandiosität. Ich kann mich dadurch als wertvollen Menschen erleben, auch wenn ich einmal nicht bestätigt werde.

Liebe ist aber kein Reservoir, auf das man permanent einfach so zurückgreifen kann, sondern hängt davon ab, wie man mit sich umgeht. Die Grundlage dazu ist Selbstakzeptanz, die darin besteht, sich so anzunehmen, wie man ist. Das ist mitunter sehr schwer, denn das tatsächliche Selbsterleben widerspricht oftmals den idealisierten Vorstellungen von sich. In so einem Moment gibt es zunächst weder Selbstliebe noch Selbstakzeptanz, im Gegenteil, man wertet sich ab. Das bedeutet umgekehrt, dass Selbstliebe damit beginnt, freundlich, mitfühlend und wohlwollend mit sich umzugehen. Dazu gehört auch, auf Selbstabwertungen zu verzichten, weil sie das eigene Selbstbild schwächen und einen in dem Gefühl der Unzulänglichkeit festhalten. Es kann sich nämlich nur jemand minderwertig fühlen, der sich abwertet und ablehnt.

> **Impuls**
>
> Eine Möglichkeit zur Veränderung besteht darin, deine Selbstentwertungen aufzuschreiben, um sie dir bewusst zu machen, damit du in Zukunft darauf achten kannst, sie zu stoppen. Wenn du dir klar wirst, dass du dich gerade abwertest, kannst du dir in Gedanken tatsächlich sagen: »Stopp!« Mit der Zeit wird dir das immer leichter fallen und die Selbstentwertung wird weniger häufig auftreten.
>
> Als Alternative kannst du dir positive Affirmationen, also zustimmende Sätze, sagen, zum Beispiel: Ich bin liebenswert, ich bin gut, so wie ich bin, ich bin eine wunderbare Frau, ich habe ein Recht, hier zu sein, ich habe ein Recht auf Liebe und Zuwendung. Finde die genau für dich stimmige Affirmation. Welche das ist, merkst du daran, dass du innerlich lächelst, wenn du sie dir sagst.

Selbstliebe ist eine Qualität deiner Authentischen, die darauf ausgerichtet ist, dich als Person zu akzeptieren, wie du im Moment bist. Das bedeutet nicht, dass du nicht etwas an dir verändern könntest, sondern es bedeutet, dass du grundlegend als Person wertvoll bist. Auch wenn du nicht perfekt bist.

Ein Gefühl für deinen grundlegenden Wert findest du nicht in deiner Grandiosität, sondern in deiner Authentischen. Dazu ist es notwendig, narzisstisch abzurüsten, wie wir es in der Psychologie nennen. Das bedeutet, Abschied zu nehmen von den grandiosen Vorstellungen und mehr mit dem wahren Selbst in Kontakt zu treten. Dann spürst du, wie du bist, ohne dich zu idealisieren.

Nehmen wir einmal an, du bist mit deinem Aussehen, speziell mit deinem Körper unzufrieden. Dein Ideal ist es, schlank, durchtrainiert und attraktiv zu sein. Du stehst vor dem Spiegel, betrachtest dich und nun beginnt der innere Dialog:

Die Unbedeutende: Mein Gott, wie sehe ich denn aus? Ich bin ja viel zu dick, ist ja schrecklich. Ich bin so hässlich. So mag mich niemand. Die anderen finden es bestimmt auch furchtbar, wie dick ich bin.

Die Großartige: Ich muss endlich abnehmen und trainieren. Ich fang gleich mal an mit fünfzig Sit-ups. Wie kann ich das nur kaschieren, damit die anderen es nicht sehen? Und heute gibt's kein Abendessen.

Die Unbedeutende: Jetzt muss ich mich auch noch kasteien, obwohl ich mich schon so schlecht fühle. Es ist so schrecklich!

Die Authentische: Auch wenn ich jetzt faste und mich quäle, sehe ich trotzdem nicht sofort aus, wie ich gerne möchte. Ich will nicht warten, bis ich fünf Kilo abgenommen habe, und mich erst dann mögen. Habe ich mich lieber gehabt, als ich vor zehn Jahren schlanker war?

Die Unbedeutende: Nein, ich glaube nicht. Auch damals hat mich immer irgendwas gestört.

Die Großartige: Ja, aber da sah ich zumindest toll aus!

Die Authentische: Das hat aber nicht viel geholfen. Ich quäle mich so und es kommt nichts Gutes dabei raus. Jetzt suche ich mir ein Bild von mir, auf dem ich mir gefalle.

Die Großartige: Das ist doch Augenwischerei, ich bin trotzdem nicht attraktiv und das muss ich sein, um ein gutes Bild abzugeben.

Die Authentische: Wer sagt das?

Die Großartige: Na, die anderen!

Die Authentische: Wenn ich jetzt nur etwas für mich tue, dann möchte ich weder diesen Druck haben, noch möchte ich mich kasteien. Ich möchte diesen Kampf aufhören. Das fühlt sich sehr viel besser an.

Die Unbedeutende: Das klingt ja ganz toll, aber reicht das wirklich?

Die Authentische: Für mich reicht das.

Die Großartige: Das erfordert aber Mut, sich der Welt so zu präsentieren, wie man ist.

Die Authentische: Ich mach das jetzt einfach für mich und schaue, was passiert.

Dieser Weg kann mit Schmerz, Unsicherheit und Angst verbunden sein, weil die grandiosen Vorstellungen einen Halt für die verletzte Seele bieten. Wer schon früh zur Erfüllung grandioser Ideale angehalten wurde, bezogen auf Leistungen und sein Äußeres, hat gelernt, dass es wichtiger ist, schlank, attraktiv und perfekt zu sein, als sich wohlzufühlen.

Positive Unterstützung geben dir stärkende Botschaften der Authentischen, die dich anerkennen und wertschätzen. Liste einmal auf, was deine Fähigkeiten und Kompetenzen sind, was an dir schätzens- und liebenswert ist und was du brauchst, um dich wohlzufühlen. Höre dabei gut hin, was dir die Authentische sagt, und lasse dich nicht von der Großartigen und der Unbedeutenden ablenken.

Darin zeigt sich selbstfürsorgliches Verhalten, das ein Schlüssel zur Selbstliebe ist. Du gehst freundlich und der Situation angemessen mit dir um. Du machst aus dir nicht eine andere, sondern lernst die kennen, die du bist. Du unterstützt und tröstest dich und gibst dir wohlwollenden Zuspruch, statt dich zu beschimpfen, wenn du einen Fehler gemacht hast.

Das gibt dir das Gefühl, als würdest du hinter dir stehen und dir den Rücken stärken. Sicher hast du auch immer wieder den Wunsch, dass es jemanden gibt, der Partei für dich ergreift, dich verteidigt und unterstützt. Einen Teil davon kannst du selbst übernehmen, indem du genau das tust, was du dir von jemand anderem wünschst. Auch wenn es zu Beginn schwerfällt, ist es lohnend, diesen Blick auf dich selbst zu entwickeln, weil dadurch ein liebevolles Gefühl für dich entstehen wird. Mit der Zeit wird dann auch die Bewertung deiner Person positiver ausfallen, was dein Selbstwertgefühl enorm stärkt. All diese Strategien sind Hilfen, um dich aus dem narzisstischen System zu befreien. Und die Liebe, die du zu dir selbst entwickelst, wird auch deine Beziehungen zu anderen Menschen verbessern, da du dann auch freundlicher auf die Menschen schauen kannst.

Zusammenfassung

➤ *Das Ziel ist, Selbstliebe zu entwickeln, die dich als grundlegend wertvollen Menschen in deiner Gesamtheit akzeptiert, statt dich in der Selbstverliebtheit zu idealisieren.*

➤ *Selbstliebe geht einher mit Selbstakzeptanz, Selbstfürsorge und Selbstvertrauen.*

➤ *Es sind die Botschaften deiner Authentischen, die dich unterstützen, trösten und liebevoll begleiten.*

➤ *Den Weg zur Selbstliebe beschreitest du, indem du auf die narzisstische Überhöhung ebenso verzichtest wie auf die Selbsterniedrigung.*

➤ *Eine Möglichkeit zur Veränderung besteht darin, Selbstentwertungen aufzuschreiben, um sie sich bewusst zu machen, damit man in Zukunft darauf achten kann, sie zu stoppen.*

➤ *Als Alternative kann man sich positive Affirmationen, also zustimmende Sätze sagen: »Ich bin liebenswert«, »Ich bin gut so, wie ich bin«, »Ich bin eine wunderbare Frau«, »Ich habe ein Recht hier zu sein«, »Ich habe ein Recht auf Liebe und Zuwendung«.*

➤ *Die für sich selbst geeignete Affirmation entdeckt man dadurch, dass man innerlich lächelt, wenn man sie sich sagt.*

Perfektionistische Ansprüche

Die Erfüllung perfektionistischer Ansprüche ist ein wesentlicher Teil des weiblichen Narzissmus, weil man sich damit das Gefühl gibt, besonders zu sein.

Die Sorge, »normal« – das heißt »nicht besonders« – zu sein, ist sehr groß. Dahinter steckt die Befürchtung, in der großen Masse unterzugehen und an Bedeutung zu verlieren. Denn wie soll man Anerkennung und Beachtung bekommen, wenn man nicht auffällt? Die Angst, nicht wahrgenommen zu werden, führt direkt zur alten Wunde, ungeliebt und nicht »richtig« zu sein. Das nährt den Drang zur optimalen Selbstdarstellung, zum Perfektionismus und zu der täglichen Anstrengung, eigene und fremde Erwartungen erfüllen zu müssen.

Erst wenn man seine idealisierten Vorstellungen und perfektionistischen Ansprüche erfüllt hat, glaubt man, sich annehmen und akzeptieren zu können und ein liebenswerter Mensch zu sein. Doch Selbstakzeptanz erringt man damit nicht, weil es einem nie gelingt, seine überhöhten Vorstellungen umzusetzen. Auch ist man in den eigenen Augen nie gut genug, es geht immer noch besser, schneller, optimaler, perfekter. Und darin liegt automatisch eine Enttäuschung und das Gefühl zu versagen, was die Unbedeutende auf den Plan ruft. Man erlebt sich als unfähig und unzulänglich, statt zu erkennen, dass man unerreichbare Ideale anstrebt. Jedes Versagen aber verstärkt das Minderwertigkeitsgefühl. Und so ergibt sich ein Teufelskreis, der dazu führt, dass man sich immer mehr anstrengt, aber dennoch nicht ans Ziel kommt. Man erschöpft seine Kraft in der Perfektionierung der Fassade und des Strebens nach einem guten Eindruck auf andere, statt sie für sich selbst einzusetzen und sich zu fragen, was man tun kann, um bei sich anzukommen und mit sich eins zu werden und zufrieden zu sein.

Die perfektionistischen Ansprüche stellt man jedoch nicht nur an sich selbst, sondern auch an die anderen, die sie ebenso nicht erfüllen können. Deshalb ist man nicht nur von sich, sondern auch von anderen Menschen enttäuscht. Das narzisstische Motto heißt: »Wenn ich mich schon so anstrenge, besonders und perfekt zu sein, dann erwarte ich es auch von den anderen.« Die Folgen sind Selbst- und Fremdabwertung, Gefühle von Frustration und Minderwertigkeit und daraus resultierende Beziehungsabbrüche.

Impuls

Mach mal ein Experiment und lass deine drei Anteile sprechen, warum Perfektionismus so wichtig für jede ist:
Frag die *Großartige*: Warum ist es so wichtig, perfektionistische Ansprüche zu erfüllen? Was musst du tun, um das zu erreichen? Was ist ihr Sinn? Vermutlich wirst du von ihr hören: Sie geben Halt und bändigen Angst.
Und das sagt die *Unbedeutende* zu den perfektionistischen Ansprüchen: Ich kann nicht, ich schaffe es nicht, alles ist zu viel. Das sind nicht nur Klagen, sondern wichtige Botschaften, denn sie entspringen Bedürfnissen, die unbefriedigt sind.
Damit sind sie Ausdruck deiner *Authentischen*, da sie spürt, dass du deine Grenzen überschreitest und überlastet bist.
Was würde passieren, wenn du diesen Bedürfnissen folgst? Wenn du nicht perfekt sein musst und dich trotzdem als liebenswert erlebst? Stell dir einmal vor, das wäre wirklich so. Wie fühlt sich das in dir an, wie reagiert dein Körper darauf?
Spürst du Entspannung oder ein gutes Gefühl im Bauch oder fängst du an zu lächeln, dann wäre das genau der richtige Weg.

Sich mit den Augen der anderen sehen

Du kannst dich einmal fragen, mit welchen Augen du dich betrachtest. Sind es häufiger deine eigenen oder siehst du dich hauptsächlich durch die Augen deines Gegenübers? Aufgrund einer weiblich-narzisstischen Struktur wird man sich eher mit den fremden Augen sehen und beurteilen. Das ist ein Ausdruck von Unsicherheit – man meint, sich so darstellen zu müssen, dass die anderen einen mögen und nicht ablehnen. Dadurch orientiert man sich vorwiegend an der fremden Meinung statt an seiner eigenen.

Was ist der Sinn dieser konstanten Ausrichtung auf die anderen? Zum einen liegt er sicherlich darin, dass einem der Zugang zu seinem wahren Selbst verstellt ist und man daher kein Modell hat, an dem man das eigene Verhalten, Fühlen und Denken orientieren kann. Durch den Blick auf die anderen übernimmt man deren Wertesystem und weiß, was zu tun ist.

War Sonja unter Menschen, fiel es ihr sehr schwer, ihre Meinung zu sagen. Sie befürchtete immer, dass das, was sie zu sagen hatte, in den Augen der anderen falsch wäre. Und das würde sie so sehr beschämen, dass sie lieber ihren Mund hielt. Diese Taktik verfolgte sie sowohl in der Arbeit als auch privat. Sprach jedoch ein anderer das aus, was sie selbst gerne mitgeteilt hätte, so ärgerte sie sich über sich selbst und dass sie nicht den Mut hatte, sich zu äußern. Statt sich darüber zu freuen, dass ihre Meinung auch von anderen geteilt wurde und die Reaktion darauf sogar positiv ausfiel, verurteilte sie sich und nahm sich dadurch jede Motivation, es das nächste Mal anders zu machen.

Das Beispiel zeigt, dass die Ausrichtung auf den Blick von außen nicht nur eine gute Orientierung bieten kann, um sich richtig zu verhalten, sondern auch ein enormes Hindernis für den Selbstausdruck darstellen kann. Das ist äußerst leidvoll und führt dazu, dass man nicht mehr wirklich in Kontakt mit sich und mit dem ist, was man selbst möchte. Auch wenn man es eventuell spürt, traut man sich nicht, es mitzuteilen und danach zu handeln. Das kann so weit gehen, dass betroffene Menschen Angst haben, von sich aus Kontakt zu anderen aufzunehmen, weil sie befürchten, dass sie als aufdringlich erlebt und abgewiesen werden. Statt beispielsweise den Kontakt zu einer alten Freundin herzustellen, die sich lange nicht gemeldet hat, schweigen sie, und der Kontakt bricht vollständig ab.

Vielleicht kennst du das auch, dass du jemandem eine Nachricht schreiben willst und diese Nachricht mit den Augen des anderen liest nach dem Motto: Wie wird das, was ich hier schreibe, beim anderen ankommen? In einem gewissen Maße ist es natürlich sinnvoll, die Wirkung der eigenen Worte zu reflektieren – wie aber ein anderer Mensch das, was du ausdrückst, verstehen wird, das kannst du nicht wissen. Und der Versuch, die Außenperspektive zu übernehmen, kann dich daran hindern, ehrlich zu sein. Innerhalb einer weiblich-narzisstischen Struktur nimmt man das jedoch in Kauf, da es das Ziel ist, von allen gemocht oder sogar geliebt zu werden. Leider wird man es nie schaffen, so zu sein, dass alle einen gut finden, denn dies ist eine grandiose Vorstellung, die unerreichbar ist.

Deshalb hofft man immer darauf, dass der andere einem die Erlaubnis gibt, eigene Wünsche und Bedürfnisse auszusprechen und sich entsprechend zu verhalten. Damit verbunden ist oft die Erwartung, dass einem die anderen alle Wünsche von den Augen ablesen, indem sie sich völlig in einen einfühlen können. Das stellt man sich dann als ideale Zuwendung und Liebe vor. Da die meisten das aber nicht können, ist man ständig gekränkt, weil sie es nicht tun.

Wenn du aber anfängst, dich selbst als wertvoll zu schätzen und einen liebenden Blick auf dich zu entwickeln, dann wirst du unabhängiger von diesem Wunsch. Gibst du dir selbst die Anerkennung, die du von außen haben möchtest, stärkst du deine Selbstliebe und dein Selbstwertgefühl.

Zusammenfassung

- Die Erwartung, perfektionistischen Ansprüche zu erfüllen, ist ein wesentlicher Teil des weiblichen Narzissmus.
- Eine Abkehr von eigenen Idealen zugunsten von Selbstakzeptanz und Selbstliebe fällt den Betroffenen schwer, denn es macht Angst, diesen Halt aufzugeben.
- Ihre Unsicherheit führt dazu, dass sie sich immer wieder fragen, ob sie gut ankommen und ihre Mitmenschen sie in Ordnung finden.
- Sich durch die Augen der anderen zu betrachten, gibt Orientierung, wie man zu sein hat.
- Anderen nicht zu gefallen, ist sehr schambesetzt, sodass die Gedanken ständig darum kreisen, was die anderen von einem denken.
- Diese Strategie bringt die Betroffenen aber von sich selbst weg, da sie sich nicht danach ausrichten, was sie selbst wollen, sondern was die anderen wollen.
- Auch wer nicht perfekt ist, ist liebenswert.
- Um ein gutes Selbstbild zu erreichen, hilft es, den Blick auf sich selbst zu richten, statt sich immer mit den Augen der anderen zu betrachten.

Selbstkontrolle

Indem man seinen Blick immer nach außen auf die Reaktionen der anderen richtet, unterliegt man einer permanenten Kontrolle. Statt das zu tun, was man möchte, was einem guttut und was zu einem passt, versucht man, die fremden Vorstellungen zu erfüllen, von denen man glaubt, dass sie richtig sind.

Julia nannte diese Form der Selbstkontrolle ihre »Registrierkasse«, die jedes unerwünschte Verhalten akribisch aufzeichnete. Am Abend feierte sie noch ausgelassen mit ihren Kolleginnen den gemeinsamen beruflichen Erfolg. Sie tanzte, lachte und freute sich mit den anderen, sie war ausgelassen und hatte sehr viel Spaß. Dieses positive Gefühl hielt leider nicht lange an, denn wenn sie am nächsten Morgen den Abend noch einmal in Gedanken vorüberziehen ließ, setzte plötzlich ihre Registrierkasse ein: »Mein Gott, wie hast du dich aufgeführt, du hast zu laut gelacht, warst zu fröhlich, hast dich lächerlich gemacht, was sollen die anderen von dir denken!« Sie war voller Scham über ihr Verhalten und konnte kein gutes Haar mehr an sich lassen. Sie litt sehr darunter und hätte am liebsten den Abend ungeschehen gemacht.

Julias innere Registrierkasse symbolisiert den strengen Blick von außen, dem sie nicht gerecht wird und durch den sie sich verurteilt. Ihr ist in dem Moment nicht klar, dass es eine Illusion ist, wenn sie glaubt zu wissen, wie die anderen sie einschätzen.

Im Grunde hat sie ihre eigenen inneren Verbote und ihren inneren Kritiker in die Kolleginnen hineinprojiziert, das aber als deren Überzeugung interpretiert. Noch dazu war ihr die auf andere projizierte Meinung viel wichtiger als die Erfahrung von Freude und Ausgelassenheit, die sie selbst empfunden hatte.

Vielleicht hast du auch schon erlebt, dass du glaubtest, jemand möge dich nicht und lehne dich ab, weil du glaubst, dich falsch verhalten zu haben? Das fühlt sich sehr schmerzhaft an, beruht aber in der Regel lediglich auf einer Vermutung, nicht auf Tatsachen. Gewissheit hättest du nur dann, wenn dir der andere seine negative Einstellung mitteilen würde. Solange das nicht der Fall ist, besteht die Ablehnung nur in deiner eigenen Fantasie.

Dasselbe kann auch umgekehrt geschehen, wenn man davon ausgeht, eine Person möge einen gerne und sei an einem interessiert, weil sie sich einem zugewendet hat. Aufgrund des Wunsches, von ihm oder ihr gemocht oder sogar geliebt zu werden, macht man möglicherweise mehr aus einer Zuwendung, als in Wirklichkeit dahinter steht. In diesem Fall folgt man seiner Grandiosität, in der man sich aufwertet und die Zuneigung für selbstverständlich hält.

Da man also nicht immer genau wissen kann, wie die anderen einen wirklich sehen und was sie an einem mögen oder ablehnen, projiziert man seine Vorstellungen, Ängste oder Größenfantasien auf sie. Dadurch erlebt man sich entweder als liebenswert, anerkannt und bewundert oder aber als wertlos, falsch und abgelehnt. In der Mehrzahl der Fälle wird man vermutlich davon ausgehen, dass das Urteil der anderen negativ ausfallen wird, wenn man sich selbst mit kritischen Blicken betrachtet.

Wie kann eine Lösung aussehen? Um deine Selbstakzeptanz und Selbstliebe zu stärken, wäre es sinnvoll, dein Augenmerk auf dich selbst zu richten. Was ist dir wichtiger, die vermeintlichen Ansprüche der anderen zu erfüllen oder herauszufinden, was für dich persönlich stimmig ist? Auch auf das Risiko hin, eventuell nicht verstanden oder sogar abgelehnt zu werden, kannst du lernen, dass dein Wohlgefühl zum Maß für dein Selbstwertgefühl wird und nicht die Bewertung durch die anderen.

> **Impuls**
>
> Stelle dir drei Fragen: Was will ich, was denke ich, was fühle ich? Dadurch kommst du in Kontakt mit deiner Authentischen, also deinen Bedürfnissen, Wünschen und Werten. Lass dir Zeit für die Beantwortung, denn du brauchst zuerst den Kontakt zu dir. Suche dir einen Platz, an dem du dich entspannt zurücklehnen kannst. Stelle deine Füße auf den Boden, atme tief in deinen Bauch und nimm wahr, was auftaucht. Im besten Fall wirst du spüren, was für dich richtig und gut ist.

Diese Übung kann jedoch auch deine Unbedeutende aktivieren, die dir dann vermittelt, dass deine Bedürfnisse entweder gar nicht erfüllbar oder unangemessen sind. Daraus könntest du folgern, dass du deine Wünsche besser gar nicht ausdrücken solltest, weil sie ja ohnehin nicht erfüllt werden. Im Laufe der Zeit würdest du sie dann gar nicht mehr spüren. Vielleicht ist das auch der Mechanismus, der bisher verhindert hat, dass du deine Bedürfnisse wahrnimmst.

Die Wahrnehmung von Wünschen ist jedoch nicht gleichbedeutend damit, dass sie auch (gleich) erfüllt werden. Und dennoch sind sie da. Und indem du sie wahrnimmst, nimmst du dich wichtig.

Wenn du das übst, kann es innerlich zu einem Streitgespräch zwischen deinen drei Anteilen kommen. Es kann dir helfen, wenn du die verschiedenen Botschaften erkennst: die hemmenden von der Unbedeutenden, die Äußerung deiner Bedürfnisse durch deine Authentische und die Ansprüche deiner Großartigen. Kommen die Selbstanteile in Kontakt miteinander, kann sich auch eine Lösung abzeichnen. Hier ein Beispiel eines möglichen Dialogs:

Die Authentische: Ich spüre, dass mir die Anstrengung, anderen zu gefallen, nicht guttut. Ich will das machen, was *ich* will.

Die Unbedeutende: Das geht gar nicht, das macht mir Angst, weil ich dann nicht mehr gemocht werde. Lieber schlucke ich meine Wünsche runter.

Die Authentische: Dann geht es mir aber nicht gut.

Die Großartige: Wenn ich es nur richtig anstelle, dann kann ich alles durchsetzen und alles bekommen, ohne darum bitten zu müssen.

Die Unbedeutende: Das kann aber auch schiefgehen.

Die Authentische: Und wer sagt denn, was richtig ist? Alles durchsetzen ist auch nicht die Lösung. Aber ich will mich auch nicht immer anpassen, das wäre, als würde ich mich unterwerfen.

Die Unbedeutende: Aber ich trau mich nicht.

Die Authentische: Was brauchst du, um weniger Angst zu haben?

Die Unbedeutende: Ich weiß nicht.

Die Authentische: Dann musst du allen Mut zusammennehmen.

Hier könnte der Dialog enden, zwar ohne eine konkrete Lösung, aber mit der Idee, dass es eine Möglichkeit gäbe, die Angst zu reduzieren.

Vielleicht packt deine Unbedeutende aber auch die moralische Keule aus und wirft dir vor, dass du völlig egoistisch würdest. Aber egoistisch zu sein ist nicht nur negativ, denn es bedeutet im Grunde, auf sich bezogen zu sein und für sich zu sorgen. Problematisch ist die Egozentrik im Sinne von Selbstsucht, bei der Menschen den Anspruch haben, die ganze Welt müsse sich nur um sie drehen und die anderen seien völlig egal. Da diese Haltung eng mit dem Narzissmus verbunden ist, ist es für dich möglicherweise nicht so leicht, zwischen Egozentrik und Egoismus zu unterscheiden. Solange du deine Bedürfnisse nicht auf Kosten anderer Menschen umsetzt, kann es dir aber gelingen, auch in Beziehungen deinen Standpunkt und deine Wünsche zu berücksichtigen.

Selbstoptimierung: Gut ist nicht gut genug

Selbstoptimierung ist für jeden narzisstisch geprägten Menschen eine Selbstverständlichkeit, da es für sie nicht ausreicht, so zu sein, wie sie sind. Wie schon bei den grandiosen Idealen beschrieben, hat das Streben danach, immer besser zu werden, durchaus einen Sinn – wenn man sich auf Ziele konzentriert, die erreichbar sind. Gelingt einem das, ist das mit einer tiefen Befriedigung verbunden. Die Frage ist nur, wo liegt die Grenze?

Die Schattenseite der Selbstoptimierung besteht nämlich darin, dass alles, was man tut, um besser zu werden, einen Leistungsaspekt beinhaltet. Statt das Joggen im Wald zu genießen und dabei die Bäume zu betrachten und den Waldboden zu riechen, ist man fixiert darauf, wie schnell man ist, wie weit man es schafft und wie viele Kalorien man verbrennt. Sicher sind auch das wichtige Informationen, doch wenn sie zu sehr im Vordergrund stehen, verliert man den Bezug zu seiner Umwelt und auch zu seiner Freude. Es geht dann vorwiegend um das Ergebnis und nicht um die Tätigkeit an sich. Statt nach dem Motto zu leben: »Der Weg ist das Ziel«, ist man gedanklich nur mit dem Ziel beschäftigt.

Auch der extreme Körperkult, der in unserer Gesellschaft im Schlankheitsideal und der Fixierung auf ein perfektes Äußeres seinen Ausdruck findet, ist ein beliebter Tummelplatz für Selbstoptimierung. Bei Frauen, die unter einer Bulimie leiden, ist das besonders ausgeprägt. Jede Unebenheit, jede Falte an der falschen Stelle und jede Fettansammlung, sei sie auch noch so gering, wird kritisch betrachtet und mit drastischen Methoden bekämpft. Der Fokus liegt nur auf der Optimierung des Körpers, was letztendlich fatale Folgen hat, weil das Leben an den Betroffenen vorbeigeht. Essenseinladungen werden abgesagt, soziale Kontakte auf ein Minimum beschränkt und nahe Beziehungen vermieden, um die Suchterkrankung geheim zu halten. Das Äußere mag zwar perfekt sein, doch die innere Leere wird immer größer.

Auch seelisch versuchen Menschen heutzutage das Optimum aus sich herauszuholen, indem sie sich mit ihrer Psyche auseinandersetzen. Generell finde ich es gut, wenn Menschen beginnen, über sich selbst nachzudenken, sich ihren eigenen Schwierigkeiten zu stellen und versuchen, diese zu verändern. Doch auch hier ist wieder die Frage, ob immer mehr wirklich besser ist. Wir haben heute so viele Möglichkeiten der Selbsterfahrung durch Kurse, Webinare, Seminare, Podcasts und Bücher, dass das Angebot einen auch überschwemmen kann und den Anspruch auf Auseinandersetzung mit sich selbst überhöht.

Wenn die Suchenden dadurch glücklicher werden, dann hat diese Auseinandersetzung ihren Sinn erfüllt, wenn sie sich aber dadurch immer mehr unter Druck setzen und sich immer weniger annehmen können, wie sie sind, dann dient die Selbstbespiegelung stattdessen der Aufrechterhaltung der narzisstischen Strukturen. In diesen Fällen spricht man auch vom Optimierungswahn oder vom Optimierungszwang. Dann ist gut nie gut genug.

Zusammenfassung

➤ Innerhalb der weiblich-narzisstischen Struktur kontrollieren die Betroffenen ständig, ob ihr Verhalten angemessen ist, und kritisieren sich bei der kleinsten als solcher empfundenen Verfehlung.

➤ Ein gutes Bild dafür ist eine innere Registrierkasse, die alles aufzeichnet und dann bewertet. Dies verhindert Freude und Lebenslust.

➤ Die Selbstoptimierung kann sich auf alle Bereiche des Menschen erstrecken. Dabei wird alles, was die Betroffenen tun, unter dem Leistungsaspekt beurteilt.

➤ Dann ist nicht der Weg das Ziel, sondern es geht nur um die Zielerreichung. Insofern kann Selbstoptimierung narzisstische Vorstellungen verstärken.

➤ Statt das zu tun, was sie möchten, was ihnen guttut und zu ihnen passt, versuchen Frauen mit einer narzisstischen Struktur, nach strengen Normen zu leben.

Leistung

Der Leistungsbereich ist für weiblich-narzisstische Frauen ein Feld, um Anerkennung und Bewunderung zu ernten. Das resultiert zum einen daraus, dass wir in einer leistungsorientierten Gesellschaft leben, die Einsatz honoriert. Gute Leistungen sind sozial erwünscht, um voranzukommen, sich eine Position zu erwerben und mit den anderen mithalten zu können. Das vermitteln uns zum Teil auch die Herkunftsfamilien, in denen nur besondere Leistungen positive Reaktionen zur Folge haben. Ich habe immer wieder von Klientinnen gehört, dass ihre Eltern gefragt haben, warum sie nur eine Eins minus nach Hause gebracht haben. Dass so eine Frage seelische Verletzungen hinterlassen kann, dürfte niemanden wundern. In ihr stecken sehr viele Entwertungen: Zum einen wird die Leistung nicht anerkannt, zum anderen wird die Einsatzbereitschaft als nicht genügend gerügt. Das kann dazu führen, dass Personen, denen eine solche Haltung entgegengebracht wird, irgendwann jede Leistung verweigern oder versuchen, immer die Besten zu sein.

Die narzisstischen Strukturen in einer Familie äußern sich in dem Bestreben der Eltern, die Tochter möge das verkörpern, was sie selbst möglicherweise nicht erreicht haben. Somit wird die Tochter nicht unterstützt, ihren eigenen Weg zu gehen, sondern hat vorrangig die unbefriedigten Ambitionen der Bezugspersonen zu erfüllen.

Sind die Eltern dagegen sehr erfolgreich, steht die Tochter unter dem Druck, ihnen nachzueifern, unabhängig davon, ob es sie möglicherweise überfordert. Das Vorherrschen des Leistungsdiktats in einer Familie kann dazu führen, dass Ziele zu erreichen erstrebenswerter wird als absichtsloses Tun, das lediglich Spaß macht. Verstehen und Einsicht rangieren dann vor den Gefühlen, Freude wird meist, wenn überhaupt, durch eine Aktivität oder besondere Leistung erreicht.

Statt einfühlsamer Hinwendung erfährt das Kind den Druck, Anforderungen und Erwartungen erfüllen zu müssen. Zudem besitzen narzisstisch besetzte Kinder oft eine besondere Eigenschaft oder Begabung, die sie von anderen unterscheidet und hervorhebt. Später dient das Diktat der Leistung diesen Frauen zur Stärkung ihres Selbst und äußert sich im Erwachsenenleben als Karrierebewusstsein und Erfolgsorientiertheit, allerdings auf Kosten ihrer Authentischen. Eine Klientin beschrieb es so:

»Oft denke ich, dass ich nur etwas wert bin, wenn ich etwas leiste, und kann mich dann doch über diese Leistungen nicht freuen, weil sie nicht ehrlich aus mir kommen, sondern meine Überlebenskrücke sind. Immer strenge ich mich an, die Beste zu sein, besonders attraktiv auszusehen, alles schnell zu begreifen, witzig und schlagfertig zu sein, intelligent und erfolgreich, anerkannt und beliebt, charmant und kontaktfähig. Alles Sachen, die in meiner Familie ganz hoch im Kurs standen. Wer das konnte, der war jemand. Irgendwie habe ich in der Familie die Rolle der Begabten bekommen, warum, weiß ich nicht. Aber ich glaube, ich musste für meine Eltern, besonders für meine Mutter, eine höhere Bildung verwirklichen, die sie sich immer erträumte, aber nicht erreichte. Oft meine ich, etwas Besonderes leisten zu müssen, und bin mir nicht sicher, ob ich es wirklich für mich tue oder für jemand anderen.«

Impuls

Kennst du solche Geschichten? Wie war es in deiner Familie? Sind deine Leistungen anerkannt worden? Waren sie deinen Eltern egal? Oder hast du einem starken Leistungsdruck standhalten müssen?

In den letzten beiden Fällen ist deine Leistung nicht angemessen anerkannt worden, was in dir Spuren hinterlassen hat. Schau bitte einmal, wie deine drei Anteile bezogen auf Leistung reagieren und welche Botschaften sie dir dazu senden.

Getriebensein

Die Großartige ist mit einem Gefühl der Getriebenheit und einem Drang zum ständigen Agieren verbunden. Vielleicht hast auch du den Eindruck, dass es nicht ausreicht, einfach nur da zu sein, sondern dass du immer etwas produzieren musst? So wie es eine Klientin einmal beschrieben hat:

> »Bin ich mit jemandem zusammen, dann fällt mir Schweigen sehr schwer, auch wenn es nur kurz ist. Ich meine dann immer, ich müsste irgendwas Interessantes erzählen, damit sich der andere nicht mit mir langweilt. Ich habe immer das Gefühl, ich müsste irgendwas bringen, damit der andere überhaupt Interesse hat, mit mir zusammen zu sein.«

Das Getriebensein zeigt sich in Form ständiger Unruhe, des Tätigseins, Leistens und Agierens. Man kommt nie wirklich zur Ruhe und gestattet sie sich auch nicht, außer wenn man zum Beispiel durch Krankheit gezwungen ist, sich hinzulegen und auszuruhen. Das hat den Vorteil, dass man sich nicht eingestehen muss, nicht mehr zu können – denn das erlaubt die Großartige nicht. Im Grunde fordert sie von einem, permanent belastbar zu sein, weswegen man nicht spürt, wenn einem etwas zu viel wird. Dann muss der Körper reagieren, um einem die notwendige Entspannung zu ermöglichen.

> *Irene litt unter immer wiederkehrenden schweren Migräneanfällen, die sie zwangen sich hinzulegen.*
> *Sie kam innerlich nie wirklich zur Ruhe, da ihr Kopf permanent am Arbeiten war und sie sich ständig Gedanken darüber machte, was sie alles noch erledigen müsste. Sie war eine sehr kreative und ideenreiche Person, weshalb sie nie mentalen Frieden empfinden konnte.*

Auch das Gefühl, sich keine Schwäche leisten zu dürfen, hielt sie in Aktion. Da sie jedoch eine große Sehnsucht nach Entspannung verspürte, lernte sie allmählich, die Vorzeichen einer beginnenden Migräne wahrzunehmen und dann auch entsprechend darauf zu reagieren, indem sie sich Inseln der Ruhe und Entspannung suchte.

Nicht immer jedoch erleben Menschen Ruhephasen für sich positiv, da diese auch Angst auslösen können. Mitunter wird es sogar als Versagen erlebt und mit dem Gefühl der Vernichtung verbunden, wenn die Leistung wegfällt. All das Unerledigte, alle Gefühle, die sonst durch das Agieren weggedrückt werden, kommen dann an die Oberfläche und könnten die betroffene Person überfordern. Aber nicht nur Gefühle tauchen auf, sondern auch Bedürfnisse und Sehnsüchte, die ansonsten unter Kontrolle gehalten werden. Insofern ist das Getriebensein eine Möglichkeit, das perfekte Bild von sich aufrechtzuerhalten und über alles andere nicht weiter nachdenken zu müssen: Man ist cool, immer gut drauf und grenzenlos belastbar.

Neid

Neid und Rivalität sind im Zusammenhang mit dem weiblichen Narzissmus wiederkehrende Gefühle, die jedoch tabuisiert werden. Sie sich einzugestehen fällt ungeheuer schwer, geschweige denn sie auszudrücken. Neid und Rivalität treten auf, sobald eine andere Person aufgrund ihrer Fähigkeiten, ihres Äußeren oder ihrer positiven Erlebnisse besser dasteht als man selbst. Im Grunde macht einem das Angst, denn es bedroht den Selbstwert. Der Neid nagt stark an einem und man beginnt, wie Anita, die andere Person und das Positive, das ihr widerfährt, zu entwerten.

Anita spürte, dass sie so ganz anders war als ihre Freundinnen. Diese freuten sich mit ihr, wenn sie etwas Schönes erlebte, das sie glücklich und zufrieden machte. Erzählte ihr jedoch eine Freundin, dass sie einen netten Mann kennengelernt hatte und dabei war, sich zu verlieben, dann spürte sie nur einen Stich in ihrem Herzen und das Gefühl, vom Schicksal ungerecht behandelt zu werden. Anita neidete der Freundin dieses Erlebnis und verspürte gleichzeitig den Wunsch, dasselbe zu erfahren. Es fehlte ihr die Fähigkeit, die Freude mit anderen zu teilen, eine Fähigkeit, die sie an ihren Freundinnen bewunderte und um die sie sie beneidete. Stattdessen begann sie, deren positives Erlebnis zu entwerten und suchte Argumente, warum etwas doch nicht so toll sei, wie es die Freundin behauptete. Im Grunde litt Anita unter ihren Neidgefühlen, wusste aber nicht, wie sie das verändern könnte.

Neid führt direkt in einen Rivalitätskampf mit dem Ziel, als Siegerin daraus hervorzugehen und sich so den eigenen Selbstwert zu bestätigen. Durch die Instabilität des eigenen Selbstwertgefühls reicht allein die Wahrnehmung, dass jemand anderes kompetenter oder schöner sei, um neidisch zu werden. Kann man dem Vergleich nicht standhalten, erlebt man sich automatisch als minderwertig. Der Neid erwächst aus der Angst, zu kurz zu kommen. Statt sich seinen Neid, seine Eifersucht und Rivalität und die damit verbundene Angst, weniger wert zu sein, einzugestehen, kämpft man darum, sich und andere davon zu überzeugen, doch die Beste zu sein.

Neid weist immer darauf hin, dass einem im Leben etwas fehlt und man nicht wirklich zufrieden ist, weshalb man das haben möchte, was andere besitzen oder erleben. Eine Veränderung führt man dadurch herbei, dass man sich zum einen erst einmal eingesteht, neidisch zu sein, und zum anderen über die Suche nach dem, was im eigenen Leben fehlt.

Neidisch reagiert hauptsächlich die Großartige, die in ihrer Selbstüberhöhung davon ausgeht, dass sie nicht weniger bekommen darf als die anderen. Will man den Neid beenden, kommt man nicht darum herum, dass die Großartige abrüsten muss und begreift, nicht die großartigste und wichtigste Frau der Welt sein zu müssen.

Mit Neid sind Gefühle von Kränkung, Hass, Schmerz und Scham über die eigene Normalität verbunden und die Angst, weniger wert zu sein. Denn wenn man nicht so toll und klug ist wie die anderen und nicht so schöne Dinge erlebt wie sie, dann fühlt man sich sofort unterlegen und minderwertig. Und wie kann man dann den anderen gefallen? Um aber nicht mehr nur gefallen zu wollen, sondern als individuelle Person anerkannt und geliebt zu werden, ist das Zulassen dieser Gefühle nötig. Denn das stärkt das wahre Selbsterleben.

> **Impuls**
>
> Wie reagieren deine Anteile bei Neid? Wer hat besonders viel Angst, wer sendet welche Botschaften? Gibt es auch einen Anteil, der die Situation realistisch einschätzen und beruhigen kann?

Zusammenfassung

- Leistungsstreben und Getriebensein dienen dazu, den Persönlichkeitsanteil der Großartigen zu stärken. Sie bedeuten eine Aufwertung und sind ein stabilisierender Faktor im narzisstischen System, da sie durch überhöhte Ansprüche verhindern, dass du dich »normal« fühlen musst.
- Das Bedürfnis nach Ruhe und Entspannung wird verleugnet, da es Angst macht, sich mit der eigenen Schwäche zu konfrontieren. Das kann bis zu der Furcht vor Vernichtung reichen.
- Weiblich-narzisstische Frauen werden schnell unsicher und neidisch, sobald eine andere Person in ihren Augen mehr darstellt oder besser ist als sie.
- Um das eigene Selbstbild aufrechtzuerhalten, wird das Gegenüber entwertet oder die Betroffene rivalisiert mit ihm.
- Das Ziel ist, sich selbst und der Welt die eigene Großartigkeit zu beweisen.

Ein Leben in Extremen

Im weiblichen Narzissmus ist das Leben und Erleben schwarz-weiß, ein ständiges Entweder-oder, einmal himmelhochjauchzend, dann wieder zu Tode betrübt. Fühlen und Verhalten sind stark von Gegensätzen geprägt und von der Unfähigkeit zu wissen, wer man wirklich ist.

Frauen mit einer weiblich-narzisstischen Struktur sind häufig attraktiv, denn sie legen viel Wert auf ihr Äußeres, aber im tiefsten Inneren lehnen sie sich ab, finden sich hässlich, dick, unattraktiv und vor allem nicht liebenswert. Sie sehnen sich nach Nähe und Liebe, rennen aber davon, wenn sie wirklich jemand mag. Sie manövrieren sich immer wieder in die Einsamkeit, obwohl sie gerade unter dem Gefühl, allein zu sein, sehr leiden. Sie spielen die Rolle »Es geht mir toll«, um Aufmerksamkeit und Zuwendung zu bekommen, aber sie fühlen sich dabei elend und depressiv.

Oftmals wissen sie nicht, ob sie die traurige, depressive Frau sind oder die, die euphorisch andere mit ihrer guten Laune ansteckt. Auch von außen bekommen sie keine ausreichende Orientierung für die Beantwortung der Frage, wer sie wirklich sind. Denn die Umwelt erlebt sie als selbstbewusst, hilfsbereit, meist gut drauf, in sich gefestigt. So erleben sie sich aber nur in wenigen Sternstunden, wenn sie sich angenommen fühlen.

Ilona zeigte der Welt eine Seite von sich, die alle blendete. Sie war immer fröhlich, zugewandt, hilfsbereit und gut »drauf«. Mit dieser Haltung meisterte sie ihr Leben, das von vielen Trennungen und hohen Belastungen gezeichnet war. Doch davon merkte keiner etwas, weshalb Ilona sich selten wirklich verstanden fühlte. Sie hatte den Eindruck, dass alle davon ausgingen, in ihrem Leben laufe alles rund und sie sei glücklich und zufrieden. Das erzeugte wie-

derum Neid bei den anderen, weshalb sie sich oftmals angegriffen fühlte. Was nie sichtbar wurde, waren ihre Unsicherheit und ihre tiefe Traurigkeit, die sie immer überdeckte. Und weil sie diese Seite nie zeigte, bekam sie keine Hilfe von anderen. Denn wer wäre jemals auf die Idee gekommen, dass sie Unterstützung benötigte und nicht mehr weiterwusste. Erst in der Therapie gelang es ihr, selbst hinter ihre Fassade zu schauen und den Anteil in sich zu spüren, der Unterstützung, Trost und Zuwendung braucht.

Aber nicht nur sich selbst, auch ihre Umwelt betrachten Frauen mit einer weiblich-narzisstischen Struktur mit extremen Blicken. Mal lieben sie die Menschen um sich herum, ein andermal spüren sie gar nichts oder sogar Ablehnung. Sie selbst leiden darunter, dass sie so unstet sind, und verstehen sich meist selbst nicht.

Auf- und Abwertung

Zu einem Leben voller Extreme gehören die Mechanismen der Idealisierung und Entwertung. Sie sind auch die Grundlage für das Erleben von Minderwertigkeit und Grandiosität. Nur wer sich innerlich abwertet, kann sich minderwertig und unbedeutend fühlen. Ebenso kann nur der sich grandios fühlen, der sich überhöht und besser macht, als er im Grunde ist.

Wenn das Selbstwertgefühl sehr instabil ist, ist man permanent in Gefahr, aus seinem Hochgefühl herausgeworfen zu werden und sich schlecht zu fühlen. Man ist deshalb sehr kritisch und lässt sich keine Fehler durchgehen, sonst müsste man sich entwerten. Steht eine Frau mit einer narzisstischen Persönlichkeitsstruktur beispielsweise vor dem Spiegel, sieht sie hauptsächlich die negativen Seiten an ihrem Körper, und wenn sie sich fragen würde, was sie an sich mag, fiele ihr nicht viel ein. Also versucht sie über extreme Attraktivität und Schlanksein ihr Körperbild positiv zu beeinflussen. Nur wenn sie ihrem körperlichen Ideal näherkommt, ist sie zufrieden mit sich und hat Hochgefühle. Gelingt das nicht, wird sie sich mit großer Sicherheit entwerten.

Auch anderen Menschen steht eine solche Frau häufig sehr kritisch gegenüber und verprellt sie dadurch, da sich diese von ihr abgelehnt oder sogar entwertet fühlen. Auch wenn ihr das oftmals nicht bewusst ist, so beeinflusst dieser Mechanismus ihre Beziehungen doch negativ. Wer möchte schon immer mit einem kritischen Blick betrachtet werden? Das Gegenüber weiß ja nicht, dass man das deswegen tut, weil man sich eigentlich selbst unsicher fühlt.

Kein Wunder also, dass sich viele von weiblich-narzisstischen Personen bedrängt fühlen und manchmal sogar Angst vor ihnen bekommen. Gerade im Berufsleben kann es vorkommen, dass sich die Betroffenen so sehr bemühen, die Beste zu sein und alles richtig zu machen, dass die Kolleginnen sich dadurch unter Druck gesetzt fühlen.

Wären die Betroffenen mehr in Kontakt mit ihrer Authentischen, könnten sie auch mit anderen Menschen gelassener umgehen, weil sie dann nicht so hohe Erwartungen an sich und die anderen stellen würden.

> **Impuls**
>
> Im Kontakt mit deiner Authentischen kann es dir gelingen, dich selbst positiver zu betrachten und zufriedener mit dir zu sein. Was ist alles schätzenswert an dir? Falls dir nichts einfällt, frage deine Freunde oder die Menschen, die dir zugewandt sind, was sie an dir mögen, damit du eine Idee von deinen positiven Seiten bekommst. Vorausgesetzt, du glaubst ihnen!
> Das alleine erzeugt schon ein besseres Bewusstsein dafür, wie gut oder wie schlecht du mit dir umgehst. Und dann kannst du wie eine gute Freundin auf dich schauen und dich in einer positiven Art und Weise kommentieren. Du hast nämlich sehr viele Seiten an dir, die du schätzen kannst und die wertvoll sind. Die zu finden ist wie das Heben eines Schatzes und macht dazu sogar noch Spaß!

Zusammenfassung

➤ Das Erleben von weiblich-narzisstischen Personen ist geprägt von starken Gegensätzen, in einer Sekunde von himmelhoch-jauchzend bis zu Tode betrübt.

➤ Sie zeigen nach außen etwas anderes, als sie innerlich fühlen, und sind beinahe wie zwei unterschiedliche Personen, die wenig miteinander anfangen können.

➤ Die Mechanismen der Aufwertung und Abwertung spielen dabei eine große Rolle.

➤ So wie sich Betroffene selbst entwerten, entwerten sie auch andere und büßen dadurch häufig Beziehungen ein.

➤ Nur wer sich aufwertet, kann seinen Selbstwert überhöhen, und nur wer sich entwertet, kann sich minderwertig fühlen.

Das narzisstische Körpererleben

Ich habe schon häufig darauf hingewiesen, dass Körperlichkeit im weiblichen Narzissmus eine große Rolle spielt. Zum einen geht es darum, die Attraktivität zu erhöhen, körperlich perfekt zu werden und über den idealisierten Körper das Selbstwertgefühl zu stärken und das Selbstbild zu verbessern. Zum anderen unterliegt der Körper in der Regel einer starken Entwertung, da er eben nicht dem Ideal entspricht. Er wird sozusagen zum Funktionsgehilfen des falschen Selbst, indem er auf der einen Seite der Grandiosität dient, auf der anderen Seite Gegenstand permanenter Entwertung ist. Entweder wird er mit übermäßigem Sport, Fitnessprogrammen und Diäten in Form gehalten oder durch Hungern, Erbrechen oder Überessen traktiert. Insgesamt ist der natürliche Bezug zu ihm verloren gegangen oder nie entwickelt worden.

Als Monika das erste Mal mit zwanzig Jahren ins Pilates-Studio ging, wollte sie für ihren Körper etwas Gutes tun. Die Trainerin war irritiert davon, dass Monika überhaupt keinen Bezug zu ihrem Körper hatte und die einzelnen Körperbereiche nicht identifizieren konnte. Wo sitzt das Becken, wie fühlt sich der Rücken an, wie hält man den Kopf, spürt den Bauch, die Füße? Nur ganz langsam gelang es Monika, ihre einzelnen Körperteile bewusst wahrzunehmen und sie miteinander zu verbinden. Sie bestand nämlich nicht nur aus einem Kopf und Füßen, sondern aus all dem, was dazwischenliegt. Durch die körperliche Integration veränderte sich auch ihre Gefühlslage. Die Angst, auseinanderzufallen, wurde weniger und sie spürte immer mehr, wie viel Kraft ihr zur Verfügung stand.

In diesem Beispiel sehen wir die enge Verbindung und Wechselwirkung zwischen Emotionalität und Körper. Eine positive Einstellung zu sich selbst ist mit einer positiven Einstellung zum eigenen Körper verbunden und umgekehrt. Unser Selbstbewusstsein beruht immer auch auf einem Körperbewusstsein. So, wie man seinen Körper betrachtet und bewertet, so betrachtet und bewertet man sich selbst und umgekehrt.

Der Körper kann auch all das ausdrücken, was seelisch nicht verarbeitet wurde. Muskeln verhärten sich und der Körper bildet eine bestimmte Haltung aus, um bestimmte Emotionen nicht zu spüren und nicht an unangenehme Erfahrungen erinnert zu werden. Hier setzt die Körpertherapie an, die es ermöglicht, über die Arbeit am Körper die emotionalen Themen abzuschließen und Verspannungen und Haltungsschäden abzubauen.

Dabei geht es auch um Körpergrenzen, die viele Frauen gar nicht spüren. Mitunter hatten sie keine Möglichkeit, Körpergrenzen zu entwickeln, wenn ihre Eigenständigkeit und Autonomie durch narzisstische Ausbeutung eingeschränkt wurden. Dies geschieht etwa dann, wenn die Betroffenen über längere Zeit für andere Personen die Funktion hatten, deren Selbstwert zu erhöhen, was auf Kosten ihrer eigenen Individualität geht. Die Grenze zwischen sich und dem anderen verschwimmt dann, was sich bei manchen Frauen darin zeigt, dass sie nicht wissen, wo ihr Körper aufhört. Um nicht zu viel Raum einzunehmen, machen sie sich dünn und hungern. Oder sie versuchen, durch ein großes Körpervolumen ihre Wichtigkeit nach außen darzustellen und sich so den Raum zu nehmen, den sie sich seelisch nicht gestatten.

Ein negatives Körpergefühl hat auch Auswirkungen auf die Beziehungen. Frauen mit einer weiblich-narzisstischen Struktur haben entweder große Probleme, sich berühren zu lassen, oder streben wie süchtig nach körperlicher Nähe, vorwiegend über Sexualität. Beides sind extreme Reaktionen auf eine seelische Problematik und Ausdruck eines emotionalen Hungers.

Impuls

Deine drei Selbstanteile haben sicherlich einen unterschiedlichen Bezug zu deinem Körper. Wie wertet deine Unbedeutende deinen Körper ab, was tut die Großartige, um ihn dem Ideal näherzubringen, und was denkt deine Authentische über deinen Körper ... und wie willst du mit ihm umgehen?

Zusammenfassung

➤ Menschen mit einer weiblich-narzisstischen Struktur fehlt häufig der bewusste Zugang zu ihrem Körper.

➤ Dieser wird degradiert zum Träger narzisstischer Ideale, die sich häufig auch negativ auf nahe Beziehungen auswirken.

➤ Auch gesellschaftliche Schönheitsideale verstärken die narzisstische Ausbeutung des Körpers.

Teil 3
Narzissmus in Beziehungen

Toxische Beziehungen und Kommunikation

Narzissmus ist nicht nur ein individuelles Selbstwert- und Identitätsproblem, sondern schlägt sich auch negativ in Beziehungen nieder. Daher werden narzisstische Beziehungen populärwissenschaftlich oftmals als toxisch bezeichnet. Doch ist nicht die Beziehung selbst toxisch oder vergiftet, sondern es sind immer die Verhaltensweisen der beteiligten Personen, die vergiftend auf eine Beziehung wirken. Der Begriff der toxischen Beziehung ist damit unscharf, wird aber für solche Verbindungen genutzt, die mehr Kraft kosten, als sie geben, und in der mindestens eine Person sowohl körperlich als auch seelisch leidet.

Es ist jedoch äußerst individuell, was in einer Beziehung als vergiftend erlebt wird. Für die eine fühlt sich das, was zwischen ihr und der Partnerin oder dem Partner passiert, noch durchaus tolerabel an, für die andere ist es schon zerstörerisch. Das hat mit den Beziehungserfahrungen zu tun, die jede Person mit in die Beziehung bringt. Wer beispielsweise in seiner Familie schon immer entwertet wurde, entwickelt eine größere Toleranz dagegen, weil es scheinbar ein natürlicher Teil jeder Beziehung ist, schlecht behandelt zu werden. Wer so aufwächst, wird sich möglicherweise dadurch mehr gefallen lassen, als es für das eigene Seelenheil gut ist. Auch wird sich eine solche Person mit wenig Zuwendung zufriedengeben, weil sie glaubt, diese sowieso nicht verdient zu haben. Das trifft oft für Personen mit weiblich-narzisstischer Struktur zu, die in der Regel in ihrer Familie sehr viele Entwertungen und Verletzungen erlebt haben. Das kann aber auch zu der entgegengesetzten Reaktion führen, dass man ausgesprochen sensibel auf Entwertungen reagiert und sich deshalb von Beziehungen eher fernhält.

Das Toxische in narzisstischen Beziehungen zeigt sich in einer zerstörerischen Kommunikation, stellenweise sogar in Form von verbaler Gewalt, einem permanenten Ins-Wort-Fallen, massiven Beschimpfen und Anschreien. In wahrhaft toxischen Beziehungen herrschen Angst und Schrecken, eine negative Machtausübung und emotionale und narzisstische Ausbeutung vor. Ausbeutung bedeutet jemanden auszunutzen, also individuellen Nutzen durch ihn zu erlangen. Narzisstische Ausbeutung beinhaltet darüber hinaus, dass dieser Nutzen den eigenen Selbstwert erhöht. In einer solchen Beziehung werden weder die Würde noch die Person der anderen geachtet. Die Folge ist, dass diese sich abgelehnt fühlen und unter dem damit zusammenhängenden Selbstwerteinbruch leiden.

Die toxischen Mechanismen gipfeln sehr häufig in dem, was man heute Gaslighting nennt, einer extrem manipulativen Einflussnahme auf das Gegenüber. Doch Achtung: Nicht jede toxische Kommunikation ist gleich Gaslighting, auch wenn das heute sehr oft gleichgesetzt wird. Beim Gaslighting werden der anderen Person ihre Wahrnehmungen abgesprochen, man bezichtigt sie der Lüge, erklärt ihre Erfahrungen als falsch und sondert sie so weit von der Umwelt ab, dass sie keine Chance hat, diese Manipulationen zu durchschauen oder von anderen darauf hingewiesen zu werden. Gefangen in diesem System stellt sie sich immer mehr infrage und hält sich vielleicht am Ende selbst für psychisch gestört. Dann sitzt sie in der Falle und verliert ihre Handlungsfähigkeit und Persönlichkeit.

Verbringt man lange Zeit mit Menschen, bei denen man sich nicht wohlfühlt und die einen abwerten, dann wirkt sich das sehr negativ auf das eigene Selbstwertgefühl aus. Es verstärken sich Selbstzweifel und die Tendenz, sich dem anderen zu unterwerfen. Man verliert immer mehr den Kontakt zu sich und den eigenen Bedürfnissen und richtet sich verstärkt am anderen aus. Dieser Mechanismus macht es vielen Frauen so schwer, sich aus einer narzisstischen Beziehung zu lösen, obwohl sie sehr stark darunter leiden. Ihr Selbstwertgefühl ist so geschädigt, dass sie kaum noch die Kraft finden, sich gegen Entwertungen und Vorwürfe zu wehren oder sich zu trennen. In einem solchen Fall kann es hilfreich sein, sich therapeutische Unterstützung zu holen, um die eigene Selbstwirksamkeit und Kraft zu mobilisieren, denn in der Regel fühlt sich die weiblich-narzisstische Person als Opfer des narzisstischen Täters.

Impuls

Welche Formen der toxischen Kommunikation sind dir in deinen Beziehungen bekannt? Welche kannst du noch ertragen, unter welchen leidest du?
Aus welchem Grund musst du sie aushalten? Welcher innere Anteil spielt dabei eine Rolle?
Welche toxischen Mechanismen wendest du selbst an? Anschreien, ausrasten, Widerstand im Trotz, den anderen auflaufen lassen oder provozieren ...?
Aus welchem Grund musst du sie anwenden? Welcher innere Anteil ist daran besonders beteiligt? Ist es eher die Unbedeutende, die sich so entwertet fühlt, dass sie nur noch um sich schlägt, oder ist es die Großartige, die in ihrer Ehre gekränkt ist und von daher aggressiv wird?

Nimm deine Reaktionen wahr und ernst, weil auch hinter einem toxischen Verhalten ein Bedürfnis stehen kann: wertgeschätzt und anerkannt zu werden. Wird dieses Bedürfnis nicht erfüllt, entsteht eine

Kränkungswut, die meist zerstörerisch ist. Durch aggressives Verhalten oder toxische Kommunikationsmuster wirst du jedoch nicht bekommen, was du dir wünschst.

Trau dich deshalb wahrzunehmen, was für dich in der Beziehung verletzend ist, ohne es zu beschönigen oder zu bagatellisieren. Möglicherweise nimmst du sehr gut wahr, was nicht stimmt, traust dich aber nicht, es zuzugeben, aus Angst, dass es Konsequenzen hat – weil du dann möglicherweise etwas verändern und dich mit einer Trennung auseinandersetzen müsstest. Diese Ehrlichkeit kann dir aber helfen, die Beziehung klarer zu sehen. Denn verändern wirst du die toxische Beziehung nicht, solange dein Gegenüber nicht mitmacht.

Opfer-Täter-Dynamik

Ich höre immer wieder, dass eine Frau Opfer eines Narzissten geworden sei. Eine solche Aussage sehe ich kritisch, weil ich das Gefühl habe, dass die betroffenen Frauen sich dadurch in eine unterlegene und hilflose Position manövrieren. Sicherlich haben sie eine Seite in sich, die sich als Opfer fühlt, was eine erwartbare Reaktion auf den toxischen Umgang ist. Diese Seite muss selbstverständlich gestärkt werden, damit sie wieder handlungsfähig wird. Es ist jedoch wenig hilfreich, sich als gesamte Person zum Opfer zu machen, weil einem dann die eigenen starken Seiten nicht mehr zur Verfügung stehen. Man kann nämlich immer davon ausgehen, dass die starken Seiten weiterhin vorhanden sind, auch wenn es sich so anfühlt, als ob man sie verloren hätte. Insofern halte ich es nicht für sinnvoll, sich als Opfer zu bezeichnen, weil man sich damit schwächt. Dass man leidet, ist verständlich, das ist aber etwas anderes, als ein Opfer zu sein.

Hier möchte ich erwähnen, dass auch Männer sich mitunter als Opfer bezeichnen und darüber klagen, wie schlecht sie behandelt werden und wie böse ihre Partnerin ist. Das führt direkt in die Sackgasse, weil dadurch nur der Machtkampf verstärkt wird und keine Lösung herbeigeführt wird. Außerdem braucht jedes Opfer einen Verfolger, was bedeutet, dass man sein Gegenüber zu einem Täter machen muss. Damit ist sofort eine Kampfsituation aufgebaut, die sich sehr schwer lösen lässt. Letztendlich bekriegen sich die Beteiligten gegenseitig und es kommt zu keiner Verständigung. Die Begriffe Täter und Opfer sind sehr ungeschickt gewählt, weil man damit sofort Gewaltereignisse im juristischen Sinne assoziiert. Wird man zum Beispiel von einem Auto überfahren, so ist der Fahrer der juristische Täter und man selbst das juristische Opfer. In Beziehungen jedoch handelt es sich um psychologische Rollen, die jederzeit verlassen werden können und die sich auch permanent wandeln.

Wenn man den anderen beispielsweise aus der Opferposition heraus verbal attackiert, weil man glaubt, als verletztes Opfer das Recht dazu zu haben, macht man sich automatisch zum Täter und die andere Person zum Opfer. Schlägt diese dann zurück, wird sie wieder Täter und man selbst Opfer. So kann das lange hin- und hergehen, es wird nur die Schuld von einem zum anderen geschoben und keiner übernimmt die Verantwortung für sich selbst: »Ich wehre mich nur, weil du so böse bist« und »Du bist schuld, dass ich so leide«.

Statt also in Täter-Opfer-Kategorien zu denken, wäre es besser herauszufinden, worunter man in der Beziehung leidet und was man tun kann, um dem Drama ein Ende zu setzen. Das erreicht man, indem man die Verantwortung für seine Gefühle und für sein Handeln übernimmt, anstatt die Schuld auf den anderen zu schieben. Dadurch wird sich das Gefühl, als hilfloses Opfer ausgeliefert zu sein, verändern und man wird Lösungswege finden, die Beziehung zu verlassen oder zu verändern.[4]

Impuls

Welche Position kennst du besser, die des Opfers oder des Täters?

Welche Folgen hat die Rolle des Opfers für dich? Erlebst du dich dann als stark oder ist das eine Konsequenz deiner Hilflosigkeit?

Wodurch wirst du zum Täter und was tust du dann? Welche Folgen hat das für deine Beziehung zu deinem Gegenüber?

Wende dich deiner Opferseite zu, denn sie ist es, die leidet. Sie braucht von dir Unterstützung, Trost und Verständnis, denn mit den Verletzungen ist Schmerz und Verzweiflung verbunden.

Wenn deine verwundete Seite sich von dir verstanden fühlt, dann stärkt dich das innerlich und macht dich handlungsfähiger. Und du bist automatisch aus der psychologischen Opferrolle befreit.

Zusammenfassung

➤ *In narzisstischen Beziehungen herrscht häufig eine toxische Kommunikation.*

➤ *Toxische Beziehungen sind zerstörerisch und greifen die Würde und das Selbstwertgefühl der Beteiligten an.*

➤ *Toxische Beziehungen setzen eine Täter-Opfer-Dynamik in Gang.*

➤ *Dabei müssen wir zwischen juristischen und psychologischen Opfern und Tätern unterscheiden.*

➤ *Beide Seiten bekämpfen sich gegenseitig, das führt jedoch zu keiner Lösung, sondern zu einer Verschärfung des Konflikts.*

➤ *Bezeichne dich nicht als Opfer eines Narzissten, das schwächt dich mehr, als es dir hilft.*

Ich fühle mich ausgenutzt

Narzisstische Beziehungen sind geprägt von der Haltung, andere für sich selbst auszunutzen. In der Psychologie wird das narzisstische Ausbeutung genannt, und das bedeutet, dass jemand für den anderen etwas erfüllen muss, um dessen Selbstwert zu erhöhen. Natürlich können Beziehungen die Funktion haben, unseren Selbstwert zu erhöhen, weil wir uns gerne mit Menschen umgeben, von denen wir Zuwendung und Angenommensein spüren. Das ist ein ganz normales menschliches Bedürfnis. Wird es nicht erfüllt, so sind wir enttäuscht, halten die Beziehung aber dennoch aufrecht, weil wir Interesse an dem anderen haben. Er ist nicht nur dafür da, dass wir einen Nutzen aus ihm ziehen, sondern weil wir uns ihm nah fühlen und mögen. Mit Ausbeutung ist dagegen verbunden, dass der andere fallengelassen wird, sobald er keinen Nutzen mehr bringt. Dann sucht man sich jemand anderen, der die eigenen Bedürfnisse und Vorstellungen besser erfüllt.

Der Begriff Ausbeutung mag sehr hart klingen, beschreibt aber genau das, was in einer solchen Beziehung passiert. Es geht weniger um den anderen als Person, sondern mehr um sich selbst und die eigene Selbstwertstärkung. Was der andere braucht, interessiert so gut wie gar nicht. Häufig entwickelt sich ein solches Verhalten bei Menschen, die selbst narzisstische Ausbeutung erlebt haben. Die Erfahrung, selbst ein ausgebeuteter Mensch zu sein, der schon früh in seiner Kindheit gelernt hat, die Erwartungen und Bedürfnisse der anderen zu erfüllen, um sie glücklich zu machen, prägt sich tief in die Seele ein. Daher werden die Betroffenen als Erwachsene andere ebenso ausnutzen, wie sie als Kind ausgebeutet wurden. Ihre Umgebung wählen sie danach aus, inwieweit sie sich von ihr bestätigt fühlen – ob beispielsweise die Arbeit, die Firma oder der Vorgesetzte ein hohes Prestige besitzen, mit dem sie sich selbst schmücken können.

Auch bei der Partnerwahl werden sie Männer und Frauen suchen, durch die sie aufgewertet werden.

Umgekehrt geraten Menschen, die narzisstische Ausbeutung erlebt haben, als Erwachsene leicht in Beziehungen, in denen sie wiederum die Rolle der vorrangig Gebenden einnehmen. Es ist sehr schmerzhaft, sich in einer Beziehung ausgenutzt zu fühlen, weil es eine Wiederholung der frühen Erfahrung ist. Auch wenn man sich noch so sehr bemüht, die Wünsche des anderen zu erfüllen, wird man dennoch nicht die Zuwendung und Befriedigung in der Beziehung finden, die man sich erhofft, weil man nur geben muss, aber selbst nichts bekommt. Aber auch das Prestige des Ehemanns oder der Ehefrau stärkt beispielsweise zwar das eigene Selbstwertgefühl, weil man damit nach außen hin glänzen kann, macht jedoch emotional nicht satt, wenn die Bedürfnisse nach Zuwendung, Verstanden-werden und Miteinandersein nicht erfüllt werden.

Die narzisstische Ausbeutung ist keine Böswilligkeit, wie man es narzisstischen Menschen oftmals unterstellt, sondern beruht auf der narzisstischen Wunde und der erlebten Selbstwertverletzung. Sie sorgt dafür, dass andere Menschen immer als Quelle für die eigene Bestätigung dienen sollen. Das Problem dabei ist nur, dass sie diese Aufgabe nie vollständig erfüllen können, was für die narzisstischen Menschen sehr kränkend ist. Sie erleben das als Nichtbeachtung und fühlen sich zurückgesetzt und verletzt. Das macht den Umgang mit ihnen so schwer und die Beziehungen unvorhersagbar, weil der Partner oder die Partnerin immer Gefahr läuft, aus der Beziehung geworfen zu werden, auch wenn er oder sie gar nicht weiß, was sie falsch gemacht haben. Das eine Mal ist die Zuwendung ausreichend, das nächste Mal gibt das eigene Verhalten Anlass zur Enttäuschung.

Je stärker die eigenen narzisstischen Anteile sind, umso mehr erwartet man Beachtung und Selbstwerterhöhung durch das Gegenüber. Stoßen nun zwei Menschen mit starken narzisstischen Strukturen aufeinander, haben sie dasselbe Bedürfnis, bleiben aber am Ende unbefriedigt, weil sie sich gegenseitig nicht geben können, was sie voneinander erwarten.

Angelika hatte es raus, sich Menschen zu suchen, die sie bewunderten. Allerdings tat sie auch sehr viel dafür, da sie für alle da war, sich um die Menschen um sich herum kümmerte und als sehr altruistisch und aufopfernd galt. Somit war sie für andere Menschen ein Geschenk, da diese von ihr unterstützt wurden. Wann immer sie etwas brauchten, Angelika versuchte es möglich zu machen. Das ging aber nur so lange gut, solange sie ausreichend Anerkennung und Lob für ihren Einsatz bekam. Dankten es ihr die anderen nicht in angemessener Weise oder hatte sie den Eindruck, dass ihre Aufopferung nicht genug gewürdigt wurde, wendete sie sich ab.
Sie sonnte sich in der Rolle der bewunderten Helferin, von der alle abhängig zu sein schienen. Bekam sie aber das Gefühl, nicht mehr wichtig zu sein, dann waren die anderen auch für sie nicht mehr wichtig und sie entzog ihnen ihre Zuwendung.

Impuls

Welcher deiner Anteile neigt dazu, andere Menschen auszunutzen? Oder erlebst du dich mehr in der Rolle derer, die von anderen ausgebeutet werden? Welche Anteile haben das nötig? Was fehlt dir, um dich gegen die Ausbeutung zu wehren? Welcher Anteil verwechselt Ausbeutung mit Gebrauchtwerden und Liebe?
Wie reagiert deine Authentische? Wie kann sie dich unterstützen, damit du andere nicht mehr auszubeuten brauchst? Und damit du dich nicht weiter ausbeuten lässt?

Eine mögliche Lösung besteht darin, dass du die Bedürfnisse, die du durch den anderen erfüllt bekommen möchtest, ernst nimmst und Wege suchst, wie du alternativ zu ihrer Befriedigung kommen kannst. Geht es beispielsweise darum, dich wichtig zu fühlen, dann kannst du heute schon anfangen, dich selbst wichtig zu nehmen. Achte auf deine Gefühle, denn je wichtiger du dich nimmst, umso besser wirst du mit dir umgehen und dich dann wohlfühlen. Schreibe auf, was dir an diesem Tag für dich wichtig erscheint, und versuche, davon so viel wie möglich umzusetzen. Dadurch machst du dich unabhängiger vom anderen, weil du weniger auf dessen Zuwendung und Bestätigung angewiesen bist.

Wenn das Du nicht zählt

Narzisstische Ausbeutung ist verbunden mit der sogenannten Funktionalisierung des Gegenübers. Dabei geht es weniger um die Person an sich, als mehr um die Bedeutung, die sie für die Erhöhung des eigenen Selbstwertgefühls hat. Je mehr man auf sich selbst und seinen Vorteil bezogen ist, umso mehr ist einem der Blick auf den anderen verstellt. Dann ist man nicht wirklich oder gar nicht an dem Menschen interessiert, mit dem man im Kontakt ist, sondern daran, wie man durch ihn profitieren kann. Er wird sozusagen ein Mittel zum Zweck. Statt einer Ich-Du-Beziehung von Person zu Person entsteht eine Ich-Es-Beziehung von einer Person zu einem »Ding«.

Das hat natürlich zur Folge, dass narzisstische Beziehungen weder erfüllend sind noch lang anhalten. Man könnte sie auch Sonnenscheinbeziehungen nennen, da sie so lange von Dauer sind, solange beide Seiten sich vormachen können, dass sie vom anderen profitieren. Wird dieser Wunsch jedoch frustriert, treten massive Konflikte auf, die kaum in einem konstruktiven Gespräch zu lösen sind. Der Grund dafür ist, dass den beteiligten Personen in der Regel nicht bewusst ist, dass sie den anderen funktionalisieren und in diesem Sinne brauchen und gebrauchen. Stattdessen setzt die gegenseitige Entwertung ein, die sehr häufig zum totalen Beziehungsabbruch führt. Da man keine Nahrung mehr für sein Selbstwertgefühl bekommt, wird die Begegnung für einen uninteressant. Das zeigt deutlich, dass es einem hauptsächlich um sich selbst geht und weniger um den anderen.

Eine Aufwertung der eigenen Person erfährt man beispielsweise dadurch, dass man eine Partnerin hat, die von anderen bewundert wird. Fällt sie jedoch in Ungnade oder wird von den anderen kritisiert, dann fällt es einem sehr schwer, sich hinter sie zu stellen und sie zu unterstützen, weil nun ihr positives Bild getrübt ist und man sich nicht mehr mit ihr schmücken kann. Im äußersten Fall zieht man sich aus der Beziehung zurück.

Hier zeigt sich die starke Egozentrik, die mit dem Narzissmus verbunden ist. Nicht der andere und seine Belange sind wichtig, sondern man selbst und die eigenen Bedürfnisse. Auf dieser Basis ist es schwer, Kompromisse einzugehen, da das bedeuten würde, auch die Sicht des anderen mit einzubeziehen und zu akzeptieren. Das wäre jedoch mit der Angst verbunden, zu kurz zu kommen, weil die eigenen Bedürfnisse nicht mehr an erster Stelle stehen, wenn der andere auch zu seinem Recht käme.

Umgekehrt spürt man die Funktionalisierung durch einen anderen Menschen am eigenen Leib zum Beispiel daran, dass man nicht gefragt wird, wie es einem geht, sondern der andere nur von sich spricht und davon, was er erlebt hat. Man bekommt das Gefühl, eine Leinwand zu sein, auf der der Film des anderen abläuft.

Vielleicht hat das Gegenüber aber auch schon gehört oder gelesen, dass man in Beziehungen nachfragen sollte. Tut es das, weil man das so macht, dann wird das zu einer rhetorischen Floskel, da dieser Mensch kein wirkliches Interesse an den Belangen des anderen hat und nur mit seinen eigenen Gedanken und Geschichten beschäftigt ist. Er hört einem nicht wirklich zu und nimmt nicht auf, was man sagt. Spricht man den anderen darauf an und bittet ihn um seine Aufmerksamkeit, dann merkt man an der Reaktion, inwieweit sich das Gegenüber auf eine Begegnung mit einem einlassen möchte. Die lapidare Antwort: »Mein Gott, ich höre doch zu, was willst du noch von mir?« beweist wenig Interesse an einem und dem, was man zu sagen hat.

Impuls

Wie reagierst du in so einem Fall? Ziehst du dich innerlich zurück und fühlst dich vom anderen verlassen oder wirst du wütend? Oder aktivierst du deine authentische Seite und machst dem anderen klar, dass du dir von einem Gespräch mit ihm oder ihr etwas anderes erwartest? Das wäre die selbstbewusste Haltung, bei der du dich ernst nimmst und dich nicht vom anderen vertrösten lässt. Beißt du mit dieser Haltung aber auf Granit, so ist die Frage, ob diese Beziehung für dich auf Dauer Bestand haben kann.

Andererseits: Wenn du diejenige bist, die sich schwertut, die Bedürfnisse des anderen mit einzubeziehen und Kompromisse zu finden, ist das für dich ein Anlass, gekränkt zu sein und dich aus der Beziehung zurückzuziehen? Oder ist dir der andere Mensch so wichtig, dass du in Beziehung bleibst? Was willst du mehr, die Nahrung für deine grandiose Seite oder die Beziehung zu einem Menschen?

Die Authentische könnte dir dabei helfen, deinen Blick auf die positiven Seiten deines Gegenübers und der Beziehung zu lenken.

Zusammenfassung

➤ Narzisstische Ausbeutung beinhaltet, dass jemand für den anderen etwas darstellen und erfüllen muss, um dessen Selbstwert zu erhöhen.

➤ Wer als Kind ausgebeutet wurde, beutet später andere Menschen aus oder lässt sich ausbeuten.

➤ Narzisstische Ausbeutung ist in der Regel keine böse Absicht, sondern geschieht meist unbewusst aus der eigenen seelischen Not heraus.

➤ Sie ist verbunden mit der sogenannten Funktionalisierung des Gegenübers. Dabei zählt mehr die Funktion, die das Gegenüber erfüllt, als die Person selbst.

➤ Bekommt eine weiblich-narzisstisch strukturierte Person keine Nahrung mehr für das eigene Selbstwertgefühl, wird die Beziehung zum anderen uninteressant.

Idealisierung und Entwertung

Die Mechanismen der Idealisierung und Entwertung spielen in narzisstischen Beziehungen eine ganz wesentliche Rolle. Das narzisstische Defizit bringt den betroffenen Menschen dazu, seine fehlenden Anteile im anderen zu suchen, der das angeschlagene Selbstwertgefühl stärken und die eigene Persönlichkeit um das erweitern soll, was ihr fehlt. Glaubt man beispielsweise, nicht um seiner selbst willen Bewunderung zu erhalten, wird man sich mit Menschen umgeben, die stellvertretend für einen selbst bewundert werden. Auf diese Weise kann man sich in deren Glanz sonnen. Nicht selten schmücken sich narzisstische Menschen mit bedeutenden Leuten, um zu zeigen, wie wichtig sie sind. Sie erzählen dann ausgiebig, wen sie alles schon getroffen haben, werfen mit Namen um sich und fühlen sich dadurch aufgewertet.

Ebenso häufig wird ein Partner oder eine Partnerin gewählt, die all das verkörpert, was einen aufwerten kann: Erfolg, Kommunikationsfertigkeiten, Im-Mittelpunkt-Stehen, Beliebtheit. Diese Stärken gehen dann sozusagen auf die Trägerin des narzisstischen Defizits über und erhöhen deren Selbstwertgefühl.

Im narzisstischen System werden Menschen bedeutsam, wenn man durch sie an Bedeutung gewinnt. Man idealisiert jede Person, von der man glaubt, dass sie den eigenen Selbstwert stärkt. Und zu Beginn jeder narzisstischen Begegnung scheint die Idealisierung des Gegenübers so positiv auf einen selbst zurückzuwirken, dass man lange Zeit all das ausblendet, was einem an der Person nicht gefällt oder was an der Beziehung nicht stimmt. Bis man irgendwann eine negative Erfahrung macht, bei der man feststellt, dass der oder die andere doch nicht so ideal ist, wie man es erhofft hat. In dem Moment wertet man den anderen ab und beendet den Kontakt, wie wir es weiter oben bei Angelika gesehen haben.

Man ist so enttäuscht darüber, dass der Traumpartner oder die Traumpartnerin nicht unfehlbar ist oder dass der zuerst unterstützende Vorgesetzte einen doch nicht so fördert, wie man es erhofft hatte. Der Prinz auf dem weißen Pferd entpuppt sich als Egozentriker, die Prinzessin als nicht makellos, der Chef als unfähig und die Kollegen als rivalisierend. Der Traum vom anderen zerplatzt. Denn Idealisierung funktioniert nur, wenn die idealisierten Menschen immer ideal sind. Ansonsten führt die Enttäuschung dazu, dass man sie von dem Sockel stürzt, auf den man sie vorher gestellt hat.

Die Enttäuschung über die Fehlerhaftigkeit des Gegenübers bringt die narzisstische Person unbewusst in Kontakt mit der tiefen Enttäuschung, die sie als Kind erlebt hat – als ein Kind, das nicht die Beachtung bekommen hat, die es gebraucht hätte, sondern das eine Funktion für seine Bindungspersonen übernehmen musste. Aus dieser tiefen Kränkung heraus entsteht der Anspruch an die anderen Menschen, bedingungslos für einen da sein zu müssen.

Narzisstische Beziehungen bestehen hauptsächlich aus einem Wechselbad von Idealisierung und Entwertung. Einmal findet man eine Person bewundernswert, das nächste Mal ist man äußerst kritisch und lehnt sie ab. So kann man allerdings keine stabile Beziehung aufbauen, weil sich beide Seiten nicht auf eine sichere Basis verlassen können. Wie soll der andere Vertrauen entwickeln, wenn er entwertet wird, sobald einem etwas an ihm nicht gefällt? Das führt zu vielen Konflikten und Streitereien, die auf Dauer so verletzend sind, dass die positiven Gefühle füreinander immer mehr schwinden.

Ein Veränderungsziel könnte sein, die Extreme zu überwinden und den anderen für seine positiven Seiten nicht zu idealisieren und für seine fehlerhaften Seiten nicht abzuwerten. So wie man selbst sich und sein Verhalten bewertet, so bewertet man auch die anderen Menschen als toll oder minderwertig. Wenn man diese Spaltung in sich auflösen kann, dann wird man auch mit anderen gnädiger umgehen können und sie nicht permanent bewerten. Darum ist es ein Ziel, sich von seinen Bewertungen zu verabschieden, weil man damit weder sich noch den anderen gerecht wird.

> ## Impuls
>
> Es ist hauptsächlich deine Großartige, die andere Menschen idealisiert oder entwertet. Du kannst beides einmal zu Wort kommen lassen, die Seite, die idealisiert, und die andere, die entwertet. Was sagen sie genau? Was ist das eigentliche Problem? Vermutlich hat es mit Angst zu tun, was mit dir passiert, wenn du dich nicht mehr am idealen Gegenüber orientieren kannst. Und was steht hinter deinen Ansprüchen an dich und die anderen? Es könnte dir zum Beispiel Angst machen, wenn du fünfe gerade sein lässt. Das starre Korsett, in das du dich, den anderen und die Welt gepackt hast, darfst du ein bisschen lockern und um Vertrauen und Loslassen erweitern. Befrage deine Authentische, welche Bedürfnisse zu kurz kommen, wenn du in dem falschen Selbst gefangen bleibst. Denn glücklich wirst du dadurch weder mit dir noch dem anderen.
> Eine Verbindung kannst du dadurch schaffen, indem du die beiden Extreme mit einem »Und« verbindest: *Mein Partner (oder meine Partnerin) ist wunderbar und fehlerhaft. Ich bin manchmal super und manchmal fühle ich mich unbedeutend und klein.* Damit gibst du beiden Seiten Raum und vermeidest den Druck, immer ideal sein zu müssen.

Narzisstische Kränkbarkeit

Im Narzissmus spielt Kränkbarkeit eine zentrale Rolle. Das hat mit den Verletzungen des Selbstwertgefühls zu tun, die man schon in jungen Jahren als tiefe menschliche Kränkung erlebt hat und die dazu führen, dass jedwede Zurückweisung oder Nicht-Bestätigung diese Wunde aktiviert.

Man erlebt eine Kränkung wie einen Schlag ins Gesicht, wie eine Ohrfeige für die Seele, die ebenso schmerzt wie eine körperliche Wunde. Bei Kränkungen werden nämlich dieselben Hirnareale aktiviert wie bei körperlichen Verletzungen.

In Kränkungssituationen wird das Selbstwertgefühl angegriffen und dies führt zu der Empfindung, zu kurz zu kommen, weniger wert zu sein, benachteiligt oder abgelehnt zu werden. Daraus resultiert eine starke innere Verunsicherung, verbunden mit Gefühlen von Ohnmacht, Kränkungswut und Selbstzweifeln. Kein Wunder, dass narzisstische Menschen besonders leicht kränkbar sind, denn ihr Selbstwertgefühl ist in hohem Maße auf die positive Zuwendung von außen angewiesen. Alles, was nicht Bestätigung ist, kann zur Kränkung werden, die hochgezogene Augenbraue ebenso wie Kritik und Ablehnung.

Vielleicht kennst du es auch von dir, dass du gekränkt bist, wenn du beispielsweise auf einen Fehler aufmerksam gemacht wirst oder man dich bittet, das nächste Mal pünktlich zu kommen? Möglicherweise fühlst du dich sofort gemaßregelt und persönlich entwertet?

Das erlebt man wie eine Kritik an der eigenen Person. Es ist einem nicht möglich, Kritik einfach als Rückmeldung auf ein bestimmtes Verhalten zu verstehen, sondern man fühlt sich als gesamte Person abgelehnt, fehlerhaft und schlecht beurteilt. Im Grunde schämt man sich dafür, etwas nicht richtig gemacht zu haben, wird es aber nie zugeben.

Stattdessen ist man beleidigt und anklagend, wie einem so etwas zugemutet werden kann. Auf diese Weise können Missverständnisse nicht ausgeräumt oder unterschiedliche Meinungen nicht ausgedrückt werden, weil alles sofort als Kritik und als Angriff auf die eigene Person erlebt wird.

So erging es auch dem Partner von Lydia, die sehr schnell gekränkt war, wenn er eigene Vorstellungen hatte und Dinge unternahm, bei denen sie nicht dabei sein konnte. Da sie das Gefühl hatte, in der Beziehung emotional zu verhungern, stieg ihre Anspruchshaltung immer weiter an. Sie selbst hielt das für angemessen, da sie davon ausging, als wichtigste Person das Recht zu haben, besonders gut behandelt zu werden. Eines Abends gipfelte der Konflikt in einem massiven Streit, weil ihr Partner neben ihr ein Buch las. Sie erlebte das als Entwertung, da er seine ganze Aufmerksamkeit dem Lesen widmete statt ihr. Sie machte ihm Vorwürfe, dass er sie vernachlässige, hatte aber am Ende genau das Gegenteil des Gewünschten erreicht, nämlich, dass er sich mehr und mehr zurückzog. Den Druck, den sie mit ihrem Kränkungsverhalten auf ihn ausübte, konnte und wollte er nicht länger ertragen.

Die starken Emotionen, die die Kränkungssituation hervorruft, sind in der Regel überzogen und für Außenstehende schwer nachvollziehbar. In der Kränkung greift man den anderen an und macht ihm Vorwürfe. Möglicherweise straft man ihn mit tagelangem Schweigen oder man ist stetig kurz angebunden. Manchmal reagiert man auch schnippisch oder verpackt seine Entwertung in Ironie. Man rächt sich an seinem Gegenüber, indem man es spüren lässt, dass es etwas ganz Schlimmes getan hat. Eine Klärung des Konflikts ist unter diesen Umständen unmöglich, mitunter wird dann sogar der Kontakt völlig abgebrochen. Nach dem Motto: Wer mich so schlecht behandelt, mit dem möchte ich nichts mehr zu tun haben.

Wenn Kränkungsgefühle unkontrolliert ausagiert werden, richten sie in der Regel einen großen emotionalen Schaden an, der manchmal nicht wieder gutzumachen ist. Jeder Angriff von außen wird als Ablehnung erlebt und darauf reagiert, indem man sich verletzt abwendet oder den anderen angreift. Zu einer konstruktiven Auseinandersetzung ist man kaum fähig und eher bereit, alles hinzuschmeißen und zu zerstören, als Frieden zu schließen.

Man wird mit Kränkungen leichter umgehen können, wenn man nicht alles persönlich nimmt und als gegen sich gerichtet erlebt. Dann bedeutet das Verhalten des anderen keine Verletzung mehr. Lydia aus dem Beispiel erlebte es als gegen sie gewendet, dass ihr Partner in ihrer Gegenwart las, weil sie das so interpretierte, dass ihr Partner kein Interesse an ihr, sondern nur für das Buch habe. Wenn sie in einem solchen Moment wirklich seine Aufmerksamkeit brauchen würde, könnte sie, statt gekränkt zu reagieren, zu ihm sagen, dass er ihr bitte zuhören solle, weil sie etwas Wichtiges zu sagen habe. Resultiert ihre Gekränktheit nur aus ihrer narzisstischen Verletzung, dann wäre es für sie gut, selbst ihr Selbstwertgefühl so weit zu stärken, dass sie nicht jeden kleinen Anlass als persönliche Zurückweisung erleben muss. Dann könnte sie dem anderen Raum für seine eigenen Interessen geben und müsste nicht immer im Mittelpunkt seiner Aufmerksamkeit stehen.

Impuls

Überprüfe einmal, welcher Anteil in dir durch das Kränkungserlebnis verletzt ist. Vermutlich ist es deine grandiose Seite, die fordert, dass dir Aufmerksamkeit und Anerkennung zusteht. Oder hoffst du darauf, dass man dir bescheinigt, dass du völlig o.k. bist? Frage deine Authentische, wie sie dich dabei unterstützen kann, mit Kränkungen umzugehen, indem du dich wahrnimmst, statt den anderen zu verteufeln. Was fehlt dir im Moment, was tut weh, macht dir Angst, was beschämt dich?

Zusammenfassung

➤ Menschen werden im narzisstischen System bedeutsam, wenn man durch sie an Bedeutung gewinnt.

➤ Idealisierung von anderen bezieht sich auf das, was man selbst gerne hätte. Dagegen wird verleugnet, was einem nicht gefällt.

➤ Sobald man Schwächen oder Fehler des anderen wahrnimmt, verliert man das Interesse.

➤ Menschen mit einer weiblich-narzisstischen Struktur sind sehr schnell gekränkt, wenn der andere etwas anderes tut oder sagt, als man möchte.

➤ Kränkungen sind eine Verletzung der Seele, sie schmerzen so stark wie körperliche Verletzungen.

➤ Sie sind ein wesentlicher Teil der narzisstischen Dynamik, da sie bei Nichtbeachtung oder Ablehnung ausgelöst werden.

➤ Oftmals reichen schon kleine Gesten, um Kränkungsreaktionen auszulösen.

Die narzisstische Verführung

Man könnte nun den Eindruck gewinnen, dass narzisstische Beziehungen nur negativ und zerstörerisch seien. Zu einem Teil stimmt das natürlich, andererseits haben sie auch etwas Betörendes und Anziehendes. Das ergibt sich vor allem durch die narzisstische Verführung, die eine Erhöhung des eigenen Selbstwertes und die Erfüllung der narzisstischen Bedürfnisse verspricht. Man wird sozusagen mit in die Grandiosität des anderen hineingenommen, was sich wie eine starke Aufwertung anfühlt. Man fühlt sich idealisiert und in seinem Selbstbild gestärkt, weil der andere um die eigene Gunst wirbt. Je mehr man auf diese Form der Selbst-Bestätigung angewiesen ist, umso eher lässt man sich verführen.

Allerdings, und das ist die Schattenseite, beruht die Verführung auf einem Handel, bei dem der Verführer etwas gibt, beispielsweise Liebe, Sicherheit, Anerkennung und Beachtung, dafür aber eine Gegenleistung erwartet, nämlich die Unterwerfung, die unausgesprochen eingefordert wird. Dieser Handel führt direkt in einen goldenen Käfig, vor dessen Tür man seine Individualität ablegen muss. Der Gewinn der Verführung ist also Beachtung und Zugewandtheit, der Preis Unterwerfung und Abhängigkeit. Dadurch wird das Gefälle in der Beziehung zementiert.

Verführer verschenken lediglich Träume, weil sie ihr gegebenes Versprechen nicht einhalten können. Im Grunde verführen sie nur, um einen gefügig zu machen und zu erobern. Danach endet die verführerische Zuwendung und die Träume zerplatzen.

Aus Zweierbeziehungen ist uns die Verführung in der Verliebtheit bekannt, während derer zwei Menschen sich Komplimente machen und ihre Reize zur Schau stellen, um sich zu erobern. Verführung findet aber beispielsweise auch in der Politik statt, wenn Politiker uns durch ihre Wahlversprechen ködern, um unsere Stimme zu bekommen, diese Beteuerungen aber nie umsetzen. Wir fallen dann sozusagen auf den anderen herein.

Besonders schmerzhaft ist dies im emotionalen Bereich, wenn man alle Hoffnung in einen Menschen setzt, aber enttäuscht wird. Und je bedürftiger man ist, umso mehr wird man den Verführungen erliegen. Daher ist es gerade am Anfang einer Liebesbeziehung wichtig, sich Zeit zu lassen und achtsam zu sein, um nicht blind einer möglichen Verführung aufzusitzen.

Zu Beginn machte sich Isolde keine Gedanken über den Mann, in den sie sich verliebte. Sie spürte nur eine sehr große Hinwendung zu ihm, da er ein einnehmendes Wesen und eine enorme Ausstrahlung hatte. Auch wenn seine Komplimente, die von ihm kamen, ihr überzogen vorkamen, schmeichelten sie ihr sehr. Es fiel ihr nicht schwer, ihm zu glauben, und sie genoss es, im Fokus seiner Aufmerksamkeit zu stehen. Doch als sie sich auf die Beziehung zu ihm einließ, versiegten sowohl die Komplimente als auch die Werbung um sie und Isolde spürte, dass hinter der schönen Fassade nichts lag und mit ihm leider keine wirkliche Beziehung möglich war. Letztendlich blieb alles nur ein Traum.

In diesem Beispiel spürt man auch die lustvolle Seite der Verführung, die beim Flirten zum Tragen kommt. Unbefriedigend oder verletzend wird dieser Kontakt, wenn man die Verführung nicht als solche erkennt und sie für ein echtes Beziehungsangebot hält. Denn Verführung ist nicht gleich Beziehung oder Liebe – sie verfolgt immer ein eigennütziges Ziel, Beziehung und Liebe dagegen bedeuten Geben und Nehmen. Das Erkennen, dass es sich nur um eine Verführung und keine echte Beziehung und wirkliche Liebe gehandelt hat, kommt oft zu spät und ist dann sehr schmerzlich.

Impuls

Welcher Selbstanteil von dir verführt andere Menschen und welcher Anteil von dir lässt sich von anderen verführen? Was ist der Gewinn davon und was ist der Preis? Welcher Anteil von dir reagiert am stärksten auf die Verführung: Ist es die Großartige, die sich geschmeichelt fühlt, oder ist es eher die Unbedeutende, die endlich im Mittelpunkt steht? Wie kann die Authentische in so einem Fall helfen?

Macht und Unterwerfung

Die narzisstische Verführung ist ein Machtinstrument in narzisstischen Beziehungen, denn ihr Ziel ist es, eine andere Person zur Hingabe zu bewegen, indem sie so manipuliert wird, dass sie etwas tut, das sie eigentlich nicht wollte oder nicht vorhatte zu tun. Und daher ist Verführung immer auch die Ausübung von Macht über den anderen.

Macht und Narzissmus sind zwei Seiten einer Medaille und bedingen sich gegenseitig. Auf der einen Seite suchen narzisstische Menschen die Macht, auf der anderen Seite verstärkt diese Macht ihre immer schon vorhandenen narzisstischen Anteile, weil diese Menschen sich dadurch größer und wichtiger fühlen und sie auch so erscheinen lässt. Macht nährt die Grandiosität und die Überheblichkeit und verstärkt damit die narzisstische Struktur. Vor allem dann, wenn Macht als Teil der eigenen Persönlichkeit erlebt wird und nicht als etwas, das einem von außen durch eine Position verliehen wird. Dann wird Macht nicht positiv eingesetzt, sondern dient als Mittel der Manipulation und Beherrschung der anderen und fordert Unterwerfung. Der Schritt zum Machtmissbrauch ist dann nur noch sehr klein.

Das Grundthema narzisstischer Beziehungen lautet daher auch: Wer gibt sich für wen auf? Inwieweit erfordern Liebe und Beziehung, dass man sich für seinen Partner aufgibt, und inwiefern kann man in einer Paarbeziehung man selbst bleiben? In narzisstischen Beziehungen gelingt es nicht, beiden einen gleichwertigen Raum zuzugestehen, sondern es besteht immer ein Gefälle: Eine Person steht darüber (die Dominante), die andere darunter (die Komplementäre).

Meist unterwirft sich die Komplementäre unter die Erwartungen der Dominanten und gibt sich auf, um auf diese Weise die Beziehung zu erhalten. Sie hat gelernt, sich für Liebe und Zuwendung klein zu machen und anzupassen, ihre eigenen Vorstellungen und Wünsche zurückzustellen und dem anderen den Vortritt zu lassen.

Vorwürfe können zum Beispiel ein Machtinstrument der Dominanten sein, weil dadurch dem anderen die Schuld zugeschrieben wird. Läuft etwas nicht gut in der Beziehung oder ist der Partner unzufrieden, liegt es nur an ihm. Die Lösung der Komplementären ist Anpassung und Unterwerfung: Nur wenn ich alles richtig mache und so bin, wie der andere mich will, haben wir Harmonie und eine gute Beziehung.

Anita beschrieb eine solche Konstellation folgendermaßen: »Wenn ich nach Hause komme, dann schaue ich zuerst auf meinen Mann, wie er drauf ist und wie die Stimmung im Haus ist. Ist er angespannt, dann bin ich ganz vorsichtig, was ich sage und tue. Am besten gar nicht auffallen und alles richtig machen. Wenn ich brav bin, dann wird die Stimmung wieder gut und er ist der liebste Ehemann, den man sich vorstellen kann, aber wenn ich nicht brav bin, dann kann er schon sehr laut und aggressiv werden. Um das zu verhindern, passe ich mich halt an.«

Daheim kann Anita sich nie entspannen, weil ihr Augenmerk immer auf ihren Mann gerichtet ist und auf die Forderung, ihm alles recht zu machen. Indem sie sich mit ihren Bedürfnissen den seinen unterwirft, herrscht Frieden und Eintracht. Doch der Preis ist hoch: die Selbstaufgabe.

Dennoch hat diese Form der Selbstaufgabe auch eine ausbeuterische Seite, da die Unterwerfung den anderen gefügig machen soll, um seine oder ihre Liebe und Zuwendung zu bekommen. Außerdem unterwerfen sich die Komplementären nicht nur, sondern können sich auch über den anderen erheben und aus dem Gefühl der Unterlegenheit heraus Macht ausüben. Das tun sie, indem sie den Partner oder die Partnerin mit ihrer Opferhaltung unter Druck setzen oder dem anderen vermitteln, dass er nie gut genug ist. Auch Provokationen, zum Beispiel die Unterstellung, untreu zu sein, oder der beleidigte Rückzug aus dem Kontakt sind Machtmechanismen, die zu einer gewissen Überlegenheit der Komplementären führen.

Beziehungen, die von Macht und Unterwerfung geprägt sind, haben entweder nicht lange Bestand oder werden mit der Zeit immer zerstörerischer. Darunter leidet die gegenseitige Zuneigung und keiner der Partner kommt emotional auf seine Kosten. Wenn Liebe nämlich bedeutet, sich gegenseitig etwas Gutes zu tun, dann fehlt das in diesen Beziehungen grundsätzlich.

Anita ließ die selbstbewusste Frau vor der Haustür stehen und ging als ängstliches Mädchen hinein. Eine Veränderung könnte sie herbeiführen, wenn sie ihren Mut stärken und sich auch zu Hause so selbstbewusst und sicher verhalten würde, wie sie es in ihrer Arbeit tut. Wie kann sie also lernen, die selbstbewusste Frau auch zu Hause zu leben? Sie könnte beispielsweise an ihrer körperlichen Haltung etwas verändern, indem sie sich aufrechter hält und ihren Kopf nicht neigt, sondern erhebt. Auch kann sie auf ihre Stimme achten, ob diese kindlich hoch klingt oder klar und fest. Sie kann sich einen Körperteil bewusst machen, an dem sie ihre innere Kraft spürt, und mit diesem in Kontakt bleiben. Das Selbstbewusstsein könnte sie auch über ein tiefes und gleichmäßiges Atmen stärken. Angst steht nämlich in Verbindung mit einer schnellen Atmung im oberen Brustbereich. Eine tiefe Bauchatmung hingegen führt zu Beruhigung und innerer Zentrierung. Auch positive Einstellungssätze können helfen: »Ich bin eine kraftvolle Frau«, »Ich kann mich durchsetzen«, »Ich bin mindestens so stark wie er« oder Ähnliches.

Wenn Anita diese Ressourcen aktiviert und mit ihnen in Kontakt ist, dann wird das ängstliche Mädchen sicherlich weniger furchtsam sein, und die aktuelle Situation anders interpretieren.

Impuls

Neigst du eher dazu, dich zu unterwerfen und dich für den anderen aufzugeben oder verlangst du das von ihm oder ihr? Welcher Selbstanteil von dir lebt die Macht, welcher erlebt die Unterwerfung? Meist ist es die grandiose Seite, die die Macht sucht, und die minderwertige Seite, die sich unterwirft.

Welche Konsequenzen haben beide Verhaltensweisen für dich und deine Beziehung? Welche anderen Wege gäbe es, um mit dem Partner umzugehen?

Hast du schon erlebt, dass sich das Verhältnis innerhalb einer Beziehung verändert oder auch bei unterschiedlichen Partnern verschieden ist: einmal bist du in der Machtposition, einmal unterwirfst du dich? Was muss gegeben sein, um das eine oder das andere zu aktivieren? Welche Konsequenzen hat das für dein Erleben, sowohl seelisch als auch körperlich? Welche körperlichen Reaktionen sind mit Macht, welche mit Unterwerfung verbunden?

Welche Unterstützung kann dir deine Authentische geben, damit du dir selbst so viel Bestätigung gibst, dass du auf die narzisstische Überhöhung verzichten kannst?

Zusammenfassung

➤ Narzisstische Beziehungen werden sehr häufig durch Verführung begonnen.

➤ Verführung ist einerseits lustvoll, andererseits gefährlich, wenn man glaubt, sie sei ein Beziehungsangebot oder sogar Ausdruck von Liebe.

➤ Der Verführer verschenkt Träume, die er nicht einlösen kann. Das Enttäuschungspotenzial ist daher sehr groß.

➤ Statt einer Begegnung auf Augenhöhe von Person zu Person haben narzisstische Beziehungen immer ein Gefälle.

➤ Es geht in narzisstischen Beziehungen immer um die Frage, wer sich wem unterwirft.

➤ Diese Rollen werden zwischen den Partnern aufgeteilt, wobei die weiblich-narzisstisch Strukturierten meist die sich Unterwerfenden sind.

Das Beziehungsdilemma

In narzisstischen Beziehungen, vor allem in intimen Paarbeziehungen, gibt es immer wieder ein Gerangel um die Frage, wie nah oder wie fern die Beziehungspartner sich sein können.

In der Regel wechselt sich bei narzisstischen Paaren die symbiotisch verschmelzende Nähe mit einer fast unüberwindlichen Distanz ab. Dieses Beziehungsmuster führt entweder dazu, sich bei zu großer Nähe vom Partner zu trennen und dasselbe Muster mit dem nächsten Mann zu praktizieren; oder die narzisstisch strukturierte Person wird mit demselben Partner, derselben Partnerin im ständigen Wechsel zwischen Nähe und Distanz hin- und herpendeln. Nähe ist verbunden mit der Angst, die Eigenständigkeit aufgeben zu müssen und sich den Erwartungen des anderen zu unterwerfen. Denn Liebe bedeutet ja, so zu sein, wie der andere einen haben will.

In der Distanz dagegen wird im ersten Moment eine große Erleichterung und ein Gefühl der Freiheit verspürt, weil man mit sich in Kontakt kommt und sich autonom und selbstbestimmt fühlt. Das Alleinsein führt aber zugleich zu einer sogenannten Verlassenheitsdepression, verbunden mit einer verzehrenden Sehnsucht nach dem Partner und der Beziehung. Man fühlt sich alleingelassen von der ganzen Welt, ist einsam und denkt nur daran, wie schön es doch zusammen war. Es fehlt das Gegenüber, das einen spiegelt, bestätigt und narzisstisch aufwertet.

Das hat zur Folge, dass man wieder Kontakt aufnimmt und versucht, den anderen durch Verführung oder durch besondere Anpassung zurückzugewinnen. Dann wird die Beziehung wieder sehr eng, bis die Angst vor dem Verschlungenwerden einsetzt und man sich erneut distanziert. So lange, bis man aufgrund der Verlassenheitsangst wieder zurückkehrt. Dieses Muster kann über viele Jahre hin- und hergehen. Man nennt solche Beziehungen stabil instabil.

Der Begriff Beziehungsdilemma beschreibt also die Diskrepanz zwischen dem Wunsch, jemandem nah zu sein, und der Angst, vereinnahmt zu werden. Dilemma deshalb, weil es die Wahl zwischen zwei unattraktiven Alternativen ist: Gibt man dem Wunsch nach Nähe nach, dann entsteht die Angst vor dem Verschlungenwerden. Gibt man dem Distanzierungswunsch nach, tritt die Angst vor der Trennung in Form einer Verlassenheitsdepression auf. Das bedeutet: Wie auch immer man sich entscheidet, man wird nie glücklich.

So beschreibt es auch Mila: »Meine erste feste Beziehung dauerte fast drei Jahre. Die Zeiten ohne meinen Freund konnte ich vor Leere, Unlust und Langeweile kaum aushalten. Es war, als ob ich mich überhaupt nur noch über ihn erleben konnte, die Beziehung war zu meinem Lebensinhalt geworden. Und der war sehr chaotisch. Wir stritten uns immer, wenn wir zusammen waren, und konnten uns erst in der Versöhnung nahe sein.

Ich reizte ihn bis zum Schlussmachen, dann bekam ich starke Verlassenheitsängste und legte alle Energien darein, ihn wieder zurückzubekommen, was mir auch immer gelang – egal zu welchem Preis und mit welchem Aufwand an Selbstverleugnung. Es war, als würde ein Ende der Beziehung mich abtöten, einen Abgrund vor mir entstehen lassen oder eine schwarze Wand. Wenn er sich wohlfühlte, inszenierte ich ein neues Chaos, weil ich dachte, wenn er sich wohlfühlt, wird es langweilig und er geht. Im letzten Jahr der Beziehung war er mir immer fremder geworden, weil er etwas mit einer anderen Frau hatte. Wir trennten uns dann.«

Ihre Beschreibung zeigt, dass Mila keine stabile Bindungssicherheit erworben hat, die es ihr möglich macht, in guter Nähe mit dem Partner zu sein, ohne ihre Eigenständigkeit aufgeben zu müssen. Ebenso wenig gelingt es ihr, Distanz erleben zu können, ohne dass die emotionale Nähe dadurch gestört wird. Erfüllende Beziehungen zeichnen sich gerade dadurch aus, dass die Partner ihre Eigenständigkeit auch in der Nähe zum anderen nicht verlieren und sie fähig bleiben, je nach Situation eigenständig zu sein oder auch vorübergehend zu verschmelzen. Diese Flexibilität fehlt in narzisstischen Beziehungen, sodass sie sehr unberechenbar werden und leicht brechen können.

Die Methoden, die die narzisstischen Partner anwenden, um sich aus einer zu starken Nähe zu befreien und in die Distanz zu kommen, sind in der Regel sehr destruktiv: zum Beispiel Fremdgehen, Streitereien, Wutausbrüche, permanente Kritik und Entwertung. Eine andere Strategie ist es, dass man einfach geht, das Haus verlässt und damit droht, die Beziehung zu beenden. Man flieht aus dem Kontakt, meldet sich nicht mehr und verschwindet, wird für den anderen unerreichbar. Dieses Phänomen wird heutzutage Ghosting genannt: Plötzlich ist der oder die andere weg und man weiß nicht warum.

Mit dem Distanzierungsverhalten rückt man von dem anderen Menschen weg, um sich zu befreien, zerstört dabei aber ganz viel an Gemeinsamkeit und positiven Gefühlen. Auch wenn die Versöhnung immer wieder für Verbundenheit sorgt, so ist es doch eine sehr destruktive Form, Nähe herzustellen.

Die beiden Beteiligten werden von ihren Gefühlen hin- und hergeworfen und leben eine sogenannte On-off-Beziehung. Dabei wechselt eine sehr starke Nähe mit immer wiederkehrenden Trennungen, die aber auch nur kurze Zeit anhalten. Nach dem Motto: Wir können nicht miteinander, aber auch nicht ohneeinander.

Impuls

Welche Selbstanteile von dir sind in deinen Beziehungen beteiligt? Welcher Anteil stellt die Distanz her, welcher Anteil sucht die Nähe?

Vermutlich ist es dein Minderwertigkeitsanteil, der die verschmelzende Nähe sucht, um sich durch den anderen zu stärken, und dein grandioser Anteil ist derjenige, der in der Distanz seine Pseudo-Unabhängigkeit leben kann und so etwas wie Eigenständigkeit erfährt.

Eine dauerhafte Autonomie erlebst du allerdings nur, wenn du mit deiner Authentischen in Kontakt bist und lernst, die Angst vor der Nähe auszuhalten und eine Distanz zu entwickeln, die es dir trotzdem möglich macht, in Kontakt zu sein.

Das Verschmelzen zum Milchkaffee

Das Beziehungsdilemma hat mit frühen Erfahrungen zu tun, in denen Liebe und Zuwendung mit dem Aufgeben von Eigenständigkeit und Individualität verbunden waren. Auf diese Weise lernt man nicht, innerhalb einer Beziehung eigenständig zu sein. So werden Liebe und Autonomie zu zwei sich ausschließenden Erlebnisweisen und führen daher unweigerlich zu dem Bedürfnis nach Verschmelzung, worauf narzisstische Beziehungen angelegt sind: Wir machen alles zusammen, wollen immer dasselbe, lieben uns gleich stark und fühlen dasselbe. Es wird eine Einheit angestrebt, die keine Eigenheit und Individualität der Partner voraussetzt, sondern sie sogar verhindert.

Konfluenz, also Verschmelzung, bedeutet, bestehende Unterschiede zu leugnen, Konflikte zu vermeiden und Harmonie und Nähe herzustellen, indem man sich permanent nach den Erwartungen des anderen richtet. Ein konfluenter Mensch kann sich nicht gegen die anderen abgrenzen und vermeidet Aggression. Das Ziel ist, die Beziehung nicht zu riskieren, obwohl sie keine stabile Basis hat, da es unmöglich ist, dass zwei Menschen immer »genau gleichen Sinnes« sind.

Das Bild des Milchkaffees kann diesen Mechanismus gut erklären: Wir haben ein Glas mit Milch und ein Glas mit Kaffee, beides steht für je eine Person. Verschmelzung bedeutet, dass Milch und Kaffee zusammenfließen und dann zum Milchkaffee werden. Dadurch entsteht zwar etwas Neues, aber die Besonderheit jedes einzelnen Elements ist vernichtet. Es gibt weder den Kaffee noch die Milch. Im übertragenen Sinne gibt es keine eigenständigen Personen mehr.

Verschmelzung kann vorübergehend sehr schön sein, zum Beispiel im gemeinsamen Betrachten eines Sonnenuntergangs, in der Sexualität oder in tiefen verbindenden Gefühlen. Erfüllend ist sie jedoch nur, wenn sie nach einer gewissen Zeit ein Ende hat und jede Person wieder eigenständig ist. Wird aber Verschmelzung oder Konfluenz als Dauerzustand gefordert, dann wirkt sie zerstörerisch und verhindert eine gute Beziehung.

Das verschmelzende Ideal beinhaltet die Illusion, Konfluenz sei Liebe, in der man sich völlig fallen lassen kann und sich aufgibt. Das ist die Weltsicht eines bedürftigen Kindes, vom anderen genährt zu werden und selbst passiv bleiben zu können. Verbunden ist das mit einer regressiven Sehnsucht nach der Verschmelzung mit der Mutter – denn dies war die erste Erfahrung von Sicherheit, Aufgehobensein und uns umschließender Fürsorge. Diese Sehnsucht überträgt sich nun auf die Partner, ist aber durch diese nicht zu stillen. Denn in der Regel treffen sich in narzisstischen Beziehungen zwei verletzte Menschen, sodass auch das narzisstische Gegenüber ein vergleichbares seelisches Defizit aufweist.

Die Sehnsucht wird dadurch immer stärker und mitunter sogar mit Liebe gleichgesetzt. Die weiblich-narzisstische Frau glaubt, einen Menschen zu lieben, wenn sie sich verzehrend nach ihm sehnt. Dieses Gefühl hat aber mehr mit dem Wunsch nach Konfluenz zu tun als mit wirklicher Liebe. Denn befriedigende, liebevolle Beziehungen und ein guter, naher Kontakt fordern Individualität und Grenzen, die durch die Konfluenz vermieden werden.

Zusammenfassung

➤ Narzisstische Zweierbeziehungen sind durch ein Beziehungsdilemma gekennzeichnet.

➤ Wählen die Partner die Nähe, dann fühlen sie sich schnell vereinnahmt, wählen sie die Distanz, dann fallen sie in eine Verlassenheitsdepression.

➤ Instabile Bindungsmuster verwehren narzisstisch geprägten Menschen eine erfüllende Beziehung, in der Nähe nicht Selbstaufgabe bedeutet und in der durch Distanz die emotionale Bindung nicht verloren geht.

➤ Narzisstische Beziehungen sind auf Konfluenz, also Verschmelzung, hin angelegt. Diese bedeutet: Wir wollen dasselbe, fühlen dasselbe, denken dasselbe und machen dasselbe.

➤ Wird Konfluenz mit Beziehung und Liebe verwechselt, mündet das automatisch in eine Enttäuschung.

➤ Menschen können nie andauernd konfluent sein, denn dies erstickt jegliche Lebendigkeit und Eigenständigkeit der Partner.

Fehlende Grenzen und Autonomie

In narzisstischen Beziehungen haben Frauen oft wenig Möglichkeiten, Nähe wirklich zu genießen. Im folgenden Zitat wird deutlich, wie ihre fehlenden Grenzen es der Klientin unmöglich machen, sich einzulassen – was sie über Kontrolle des anderen zu lösen versucht.

> »Ich habe gemerkt, dass ich Angst vor Nähe habe. Ich kämpfe zwar immer darum, dass jemand mir nah sein möchte, wenn es dann aber so ist, bekomme ich sehr schnell Angst, verschlungen zu werden. Ich habe Angst, meine Grenzen zu verlieren, wenn ich einmal Ja sage. Am liebsten wäre mir, wenn ich in einer Beziehung vollkommen dirigieren dürfte, der andere keine eigenen Bedürfnisse hätte, außer natürlich, mich zu lieben.«

Wenn man seine persönlichen Grenzen nicht spürt, dann ist Nähe gefährlich, weil man sehr schnell mit dem anderen verschmilzt. Man spürt die eigenen Grenzen nur in der Distanz, wenn man genug Abstand hat und sich eigenständig fühlt. Somit ist das Einlassen auf einen anderen Menschen, sich mit ihm innerlich verbunden zu fühlen, so, als würde man sich im anderen auflösen. Man ist dann nicht mehr die erwachsene Frau, die man ohne dieses Gegenüber war, man ist ganz ausgefüllt von dem anderen, verliert sich in ihm und das Denken und Fühlen kreist nur um diese Person. Im Grunde entsteht das Gefühl, dass man nur mit dem anderen zusammen eine Person bildet. Auch wenn man sich in der Verschmelzung verliert, erwirbt man dadurch eine Grenze, nämlich die des anderen.

Grenzen zu spüren und zu setzen, diese Fähigkeit entwickelt sich schon sehr früh in unserem Leben. Im narzisstischen System aus Macht, Unterwerfung und narzisstischer Ausbeutung lernt man genau das aber nicht.

Grenzen spürt man zuerst körperlich, indem man wahrnimmt, welche Distanz zu einem Menschen sich stimmig anfühlt. Das mag sehr einfach klingen, ist jedoch für viele weiblich-narzisstische Frauen sehr schwer zu erleben, wenn sie bisher kein Bewusstsein dafür entwickelt haben.

> **Impuls**
>
> Du kannst mit einer Person deines Vertrauens ein kleines Experiment machen: Ihr steht euch einige Meter entfernt gegenüber und nun gehst du ganz langsam auf die andere zu, die ihrerseits an ihrem Platz stehen bleibt. Bei jedem Schritt spürst du, wie es ist, dieser Person nah zu kommen. Stoppe an dem Punkt, wo es für dich noch gut ist. Egal, wie weit weg du von der anderen Person bist, es ist in diesem Moment die richtige Entfernung. Die Person, auf die du zugehst, hat die Möglichkeit, dich zu stoppen, wenn es ihr zu nah wird. Auf diese Art und Weise könnt ihr ganz sensibel und langsam eure eigenen Grenzen entdecken.
>
> Das kann dir helfen, bei anderen Menschen besser Grenzen zu setzen, aber auch die Grenzen der anderen zu akzeptieren. Dann musst du Grenzen nicht mehr als Angriff auf deine Person oder als Zurückweisung erleben.

Meine Erfahrung ist, dass Frauen, die Schwierigkeiten mit ihren Grenzen haben, in Familien groß geworden sind, in denen es keine oder nur wenig Grenzen gab. So durfte zum Beispiel die Badezimmertür nicht abgeschlossen werden, das Tagebuch wurde gelesen und nichts war vor den Augen der anderen sicher. Wenn keine Grenzen gesetzt werden dürfen, ist das eine Überwältigung, die mit einem Gefühl der Verunsicherung verbunden ist und mit dem Verlust der eigenen Intimsphäre.

Auch wenn du Grenzen noch mit etwas Negativem verbindest, sind sie für eine gute Beziehung unerlässlich.

> **Impuls**
>
> Welche Erfahrungen hast du bisher in deinem Leben mit Grenzen gemacht?
> Kennst du das Zauberwort für Grenzen? Es heißt: Nein.
> Dein Nein ist ein ganzer Satz, der nicht begründet werden muss.

Liebe hat ihren Preis

Das instabile Selbstwertgefühl weiblich-narzisstischer Frauen führt dazu, dass sie davon überzeugt sind, nicht liebenswert zu sein, wie sie sind, sondern sich die Liebe des Partners verdienen müssen. Das versuchen sie zu einem Teil darüber, gut auszusehen, attraktiv zu sein und das Schönheitsideal des anderen zu erfüllen.

Charlottes Mann hatte ihr lapidar gesagt: »Du weißt ja, was du tun musst, um mir zu gefallen.« Charlotte verstand sehr gut, was er damit meinte – nur wenn sie schlank war, war sie für ihn eine attraktive Partnerin. Und nur dann hatte auch die Beziehung eine Zukunft.

Stell dir einmal vor, unter welchem Druck Charlotte gestanden hat, diesen Wunsch ihres Mannes zu erfüllen. Aber nicht nur das, es war für sie innerlich erschütternd, dass er nicht nur diese Anforderung an sie stellte, sondern offensichtlich nicht daran interessiert war, sie als Person zu schätzen und zu lieben. Sie wehrte sich kaum dagegen, was damit zu tun hatte, dass sie dieses Muster schon aus ihrer eigenen Familie kannte. Da konnte sie nur punkten, wenn sie besonders gut aussah und damit ihre Schwestern in den Schatten stellte. Dann bekam sie die Liebe und Zuwendung des Vaters, um die alle buhlten.

Die Überzeugung, immer etwas tun zu müssen, um geliebt zu werden, ist tief in der Psyche dieser Frauen verankert. Wenn es nicht die körperliche Attraktivität ist, sind es zum Beispiel bestimmte Leistungen, die sie glauben erfüllen zu müssen, um geachtet zu werden. Dafür eignet sich im Grunde alles, seien es Kochkünste, eine perfekte Mutterschaft, beruflicher Erfolg, die Fähigkeit, die Wohnung geschmackvoll herzurichten oder immer ein offenes Ohr für den Partner zu haben. Sicherlich sind das alles Dinge, die eine Beziehung bereichern können; wenn sie aber die Bedingung für Liebe und Gegenseitigkeit sind, dann ist das ausbeuterisch.

Und nicht nur das, man unterliegt dabei einem gravierenden Missverständnis, nämlich, dass man alleine die Verantwortung für die Beziehung hat, wenn man es nur richtig anstellt. Das ist eine grandiose Vorstellung, weil man Partner oder Partnerin völlig außer Acht lässt. Man macht sich zur alleinigen Regisseurin und glaubt, damit alles in der Hand zu haben, auch die Liebe des anderen.

Zudem ist es problematisch, wenn Liebe an Bedingungen und Leistung geknüpft wird. Im Grunde kann man dann gar nicht von Liebe sprechen, weil die sich ja auf den gesamten Menschen, auf seine Stärken und seine Schwächen bezieht und nicht auf die Erfüllung bestimmter Erwartungen. Sicherlich haben wir immer Erwartungen an den anderen, doch wenn das das Entscheidende wird, dann fehlt ein wichtiger Teil, der eine stabile Liebesbeziehung ausmacht.

Dasselbe trifft auch für Freundschaften und familiäre Beziehungen zu. Wie kann man sich auf eine Freundin verlassen, wenn man das Gefühl hat, man müsse ganz viel geben, um ihre Zuwendung zu bekommen? Das führt nur dazu, dass man unter Druck gerät und immer Angst haben muss, dass die Freundin sich zurückziehen wird.

Impuls

Welche deiner drei Anteile befürchtet, nicht liebenswert zu sein? Vermutlich ist deine minderwertige Seite froh, dass die grandiose Seite versucht, doch annehmbar und damit angenommen zu werden. Was dabei verloren geht, ist das Erleben der Authentischen, in einer Beziehung sein zu dürfen, wie du bist, dich wohlzufühlen und dich vertrauensvoll einzulassen.

Zusammenfassung

➤ In narzisstischen Beziehungen, die durch Macht, Unterwerfung und narzisstische Ausbeutung gekennzeichnet sind, verschwimmen die Grenzen zwischen den Beteiligten.

➤ Dadurch lernt man nicht, seine Grenzen zu spüren und zu setzen. Autonomie jedoch setzt Grenzen voraus.

➤ In der Verschmelzung mit dem anderen verliert man den Kontakt zu sich selbst, gewinnt aber die Grenzen des anderen.

➤ Ein instabiles Selbstwertgefühl führt zu der Überzeugung, für Liebe in Vorleistung gehen zu müssen. Es fehlt das Vertrauen, gesehen und geliebt werden zu können, wie man ist.

➤ Liebe und Zuneigung bekommen wir geschenkt, nicht über Leistung, Schönheit oder Perfektionismus.

Die Suche nach dem Kick und dem Rausch

Menschen mit einer weiblich-narzisstischen Struktur suchen immer wieder den Rausch und die Aufregung als Ausweg aus der ruhigen Normalität. Alles, was gleichmäßig, unspektakulär und in diesem Sinne normal ist, erleben sie als langweilig und nicht ihren Ansprüchen gemäß. Das kann sich auf Unternehmungen ebenso beziehen wie auf Menschen oder Begegnungen. Immer muss das Erleben besonders toll und erregend sein.

Entsprechend können sich solche Menschen auch an einer rauschhaften Stimmung »betrinken«, wenn sie sich beispielsweise verlieben. Hundertprozentig gehen sie in diesem Gefühl auf, verlieren dabei ihre Bodenhaftung und heben regelrecht ab. Es ist, als wenn sie in dem Gefühl versinken und ihre Fähigkeiten, zu denken und Situationen richtig einzuschätzen, außer Kraft treten.

Alles muss in Beziehungen rauschhaft sein: Flirten, Erobern, Beziehung über (sexuelle) Verführung aufnehmen, die Ekstase in der Sexualität, all das gehört dazu. Das ist an sich völlig in Ordnung, wenn dabei nicht die Ernsthaftigkeit einer Beziehung vergessen wird. Sie ist mehr als die Idealisierung des Partners und mehr, als miteinander Freude, Sex und Ekstase zu erleben, sondern ein verantwortungsvolles Miteinander.

Die Betroffenen versuchen, sich durch den Rausch und den Kick dem Alltag und der Ernsthaftigkeit zu entziehen. Häufig gehen deshalb sogar Beziehungen auseinander, wenn die Euphorie der ersten Zeit abklingt oder das Paar sich entscheidet, Eltern zu werden.

Bei Ilona und Hans zerbrach die Illusion der ewigen Liebe in dem Moment, als das erste Kind auf die Welt kam. Nun endeten die ewigen Partys, das schöne verrückte Leben, und sie sahen sich mit einem neuen Alltag konfrontiert. Ilona kümmerte sich hauptsächlich um das Kind und Hans holte sich seinen Freiraum, indem er am Abend und an den Wochenenden unterwegs war. Dann traf er sich mit seinen Freunden und feierte wie in alten Zeiten. Im Lauf der Zeit entwickelte er eine Eifersucht auf sein Kind, da es all die Liebe von Ilona bekam, die er früher erfuhr. Es war, als rivalisiere er mit ihm um seine Frau. Irgendwie fühlte er sich nicht zugehörig, was seine außerhäuslichen Eskapaden immer weiter verstärkte. Die Beziehung geriet in eine schwere Krise, da auch Ilona sich durch sein Verhalten zurückgesetzt fühlte und nicht die Freude erleben konnte, die sie sich durch die Gründung einer Familie gewünscht hatte.

Narzisstische Beziehungen zerbrechen häufig schon daran, dass die Paare zusammenziehen. Solange sie in zwei Wohnungen leben, können sie sich die Illusion von Eigenständigkeit und Leichtigkeit erhalten. In dem Moment, in dem sie zusammenziehen, wird es ernst und das führt sehr häufig dazu, dass sich einer von beiden zurückzieht. Im Grunde wäre das ein klares Zeichen, dass ihre Beziehung erfüllender bleiben würde, wenn sie getrennt wohnen. Interessanterweise trennen sie sich aber lieber, als das alte Modell wiederzubeleben. Wahrscheinlich liegt das daran, dass sie ihre Wunschvorstellung der konfluenten Zweisamkeit nicht aufgeben wollen, die sie zum Zusammenziehen bewegt hat. Durch ihre narzisstische Struktur schaffen sie es nicht, sich aufeinander zu beziehen, sich gegenseitig zu unterstützen, füreinander da zu sein, sich zuzuhören, Empathie für den anderen zu entwickeln und sich offen zu verständigen, weil all das dazu führen würde, dass ihre Fassaden fallen. So spielen sie eher miteinander und spielen dem anderen mehr vor, als dass sie ehrlich sind.

Dieses Muster führt ganz schnell in eine Beziehungsabhängigkeit, in der ein anderer Mensch wie ein Suchtmittel konsumiert wird.

Wichtig ist nur, dass er da ist, weniger, ob dieser Mensch die intimsten Bedürfnisse auch erfüllen kann. Sich am anderen zu berauschen wird lustvoller und erfüllender erlebt, als sich auf eine Beziehung einzulassen. Der Traum und die Illusion zählen mehr als die reale Begegnung.

Auf welche Weise sind die drei Selbstanteile bei diesem ekstatischen Beziehungsspiel beteiligt? Aus der Authentischen kommt das Bedürfnis, sich einzulassen und eine ernst zu nehmende Beziehung zu leben. Sie kann sich jedoch nicht durchsetzen, weil sofort die Angst vor Nähe und die Scham der Unbedeutenden auftauchen. Würde sich die Authentische mit ihrem Bedürfnis mitteilen, stände sie alleine da, weil die Unbedeutende befürchtet, dass es sowieso nicht klappt, und die Großartige den Verlust von Spaß und Freude fantasiert. Die Großartige sucht immer den Schein, das Spiel und die Ekstase, sie erlaubt keinen langweiligen Ruhemoment, damit die Bedürfnisse gar nicht erst gespürt werden können.

Welcher Anteil in dir braucht eine Stimme und muss gestärkt werden? Die Seite der Unbedeutenden braucht auf jeden Fall eine Stärkung ihres Mutes, das Bedürfnis nach Geborgenheit und Wärme zuzulassen. Das klingt einfach, ist aber gar nicht so leicht, weil sie der totale Gegenpol zur großartigen und auf Ekstase ausgerichteten Seite ist. Diese will sich nicht so einfach eingrenzen lassen, da sie sonst an Strahlkraft verliert.

Die Lösung liegt im Verbinden beider Seiten, indem man sich bewusst macht: Ich kann mich einlassen und Freude, Leichtigkeit und Spaß erleben.

Verbindest du die Extreme mit dem Wort »und«, ergibt sich eine neue Sicht auf die Dinge. Das, was vorher als Entweder-oder erlebt wurde, wird jetzt zu einer Ganzheit. Das bedeutet, dass sich die unbedeutende Seite mit der grandiosen zusammentut und beide ihre Stärken in die Waagschale werfen. So werden sie zu einer Einheit.

Im Grunde ist es die Aufgabe der Authentischen, die Großartige zu überzeugen, dass sie ihr Strahlen und ihren Spaß nicht aufgeben muss, sondern ihm etwas hinzufügen kann. Nämlich die Tiefe der ehrlichen Begegnung und die Erfüllung der Bedürfnisse nach Nähe.

Impuls

Um sich wirklich auf eine Beziehung einzulassen, bedarf es des Vertrauens, das aus der Sicherheit des Bodens resultiert. Statt gefühlsmäßig abzuheben, ist es daher wichtig, sich zu erden, um die eigenen Gefühle kontrollieren zu können.

Du kannst dich erden, indem du dich auf den Rücken legst und dem Boden anvertraust. Dann spürst du, dass du gehalten bist und dich einlassen kannst.

Den Boden spürst du auch, wenn du dir im ruhigen Stehen aus den Füßen Wurzeln wachsen lässt, die dich im Boden festhalten und dir zugleich Kraft geben.

Sexualität und Nähebedürfnisse

Für Frauen mit einer weiblich-narzisstischen Struktur ist Sexualität ein sehr ambivalentes Thema. Auf der einen Seite benutzen sie Sexualität als Teil ihrer Verführungskunst, auf der anderen Seite wehren sie sie ängstlich ab.

Beziehungen über Sexualität herzustellen, ist einerseits eine Möglichkeit für sie, Nähe zu einer Person zuzulassen, ohne sich emotional bedroht zu fühlen. Es klingt paradox, aber sexuelle Nähe kann wirkliche Intimität verhindern. Häufig suchen sich diese Frauen bindungsängstliche Partner oder Partnerinnen, die ebenfalls keine Beziehungsverpflichtungen eingehen wollen. Auf diese Weise sind sie nicht mit ihrer eigenen Bindungsangst konfrontiert und bekommen trotzdem Bestätigung. Diese Art der Liebesbeziehungen lebt vom Reiz des Seltenen und Problemlosen. Die Beziehung endet, wenn der andere erobert ist, weil dann die Euphorie abebbt und einer realistischeren Sicht weichen müsste. Oder der Kontakt wird abgebrochen, wenn einer der beiden Beteiligten Anspruch auf eine feste Bindung erhebt.

Auf der anderen Seite haben viele Frauen mit einer weiblich-narzisstischen Struktur eine negative Einstellung zu Sexualität und Lust, die sehr häufig eine Folge elterlicher Verbote und verdrehter Moralvorstellungen ist. Besonders im Zusammenhang mit Essstörungen findet man eine starke Ablehnung jeglicher sexueller Gefühle. Das Essen und das Hungern bieten eine Möglichkeit, um diese Gefühle unter Kontrolle zu halten. So beschrieb es Cordula:

»Es ist eigenartig, wie schwer es mir fällt, mich mit dem Thema Lust auseinanderzusetzen und das niederzuschreiben: Die ganze Zeit saß ich da und habe über andere persönliche Dinge ohne Unterbrechung geschrieben, aber jetzt musste ich aufstehen und etwas essen.

Meine Mutter hat mich nie aufgeklärt, nie mit mir über Sexualität gesprochen, aber ich habe anscheinend früh gelernt, dass Lust verboten und schlecht ist.«

Der Zusammenhang von Lustverbot und Essen kommt in diesem Beispiel deutlich zum Ausdruck. Cordula bekommt den Drang zu essen, während sie über ihre Sexualität schreibt, als würde sie durch Essen die damit verbundene konflikthafte Spannung kanalisieren.

Wenn aber Sexualität, Lust und Verführung als verwerflich und schlecht gelten und tabuisiert werden, muss auch die eigene Lust etwas Schlechtes und Schmutziges sein. Es verwundert nicht, dass die wenigsten Frauen eine ausgefüllte und befriedigende Sexualität erleben können, wenn sie mit Verboten und Scham belegt ist. Dennoch finden sich im Rahmen des weiblichen Narzissmus immer wieder Frauen, die Sexualität suchtartig ausleben. Entweder sind sie zwanghaft auf der Suche nach sexuellen Abenteuern oder sie sehen in jedem einen potenziellen Sexpartner. Alles, was mit Liebe, Zuneigung und Hingabe zu tun hat, wird über Sexualität erlebt. Jedes Bedürfnis nach Nähe wird über Sexualität zu befriedigen versucht. Das Leid besteht darin, dass die betroffenen Frauen das, was sie suchen, nicht bekommen – nämlich wirkliche Nähe und Zuneigung. Mit jeder neuen sexuellen Begegnung vergrößern sie diese Wunde und bleiben verletzt und einsam zurück. Eine Klientin sagte dazu:

»Die Auseinandersetzung mit dem Thema Sexualität macht mir klar, dass ich in meiner letzten Partnerschaft ständig einen Missbrauch begangen habe. Auf der Suche nach Nähe und Wärme habe ich mich häufig mit Sexualität begnügt. Voller Angst, sonst gar nichts zu bekommen, habe ich wenigstens Sexualität gehabt. Nach dem Motto: Lieber Sexualität als gar nichts. Dabei habe ich mich selbst entwertet.«

Zusammenfassung

➤ In der Suche nach dem Kick und dem Rausch zeigt sich die Angst vor einem unattraktiven Alltag und einer abgelehnten Normalität.

➤ Auch wird die Ekstase als Gegengewicht zur Ernsthaftigkeit gesucht.

➤ Der Kick und der Rausch schützen davor, die eigenen Bedürfnisse und Nöte zu spüren.

➤ Man kann sich an Stimmungen ebenso wie an einem Menschen berauschen.

➤ Liebe, Zuneigung und Hingabe werden, genauso wie Nähebedürfnisse, über Sexualität zu erfüllen versucht.

➤ Am Ende bekommen die betroffenen Frauen nicht, was sie wirklich suchen, nämlich Nähe und Zugewandtheit.

Ich habe Angst, verlassen zu werden

Verlassenheitsängste resultieren meist aus erlebten Trennungssituationen, sei es, dass sich jemand emotional verlassen fühlte oder mit realen Trennungen konfrontiert wurde. Solche Trennungserfahrungen sind extrem belastende Erlebnisse, auf die die Betroffenen mit heftigen Verlassenheitsgefühlen, Panik und Angst reagieren.

Je früher diese Erfahrungen auftreten, umso schwerer können sie verarbeitet und integriert werden, und so bestehen sie im Erwachsenenleben weiter und beeinflussen das Bindungsverhalten. Sie sind beispielsweise ein Grund für das konfluente Anklammern, aus der Angst heraus, den anderen zu verlieren und wieder allein zu sein.

In Zeiten des Alleinseins ist man auf sich gestellt und muss seine innere Leere ausfüllen. Vor Freizeit, Wochenenden ohne Programm und Abenden alleine fürchtet man sich deshalb sehr – denn wenn Zuwendung und Anerkennung wegfallen, dann ist das Selbsterleben in Gefahr, zusammenzubrechen.

Findet man wenig Sicherheit und Halt in sich selbst, dann hält man natürlich an der Person fest, die einem vermeintlich diesen Halt gibt. Das anklammernde Verhalten kann dann als Versuch verstanden werden, die fehlende Sicherheit zu ersetzen und endlich Geborgenheit zu finden. Verlassenheitsängste sind auch eine wesentliche Motivation, eine toxische Beziehung nicht aufzugeben. Die Angst, alleine dazustehen, ist so groß, dass der Schritt in die Eigenständigkeit unmöglich scheint.

Renate suchte mich auf, da sie immer noch an einem Partner hing, der sie verlassen hatte und der die Beziehung nicht weiterführen wollte. Innerlich zerfleischte sie sich vor Sehnsucht nach ihm, fühlte sich von aller Welt verlassen und war zutiefst verstört. Einer Seite von ihr war klar, dass es keinen Sinn hatte, diesem Mann und dieser Beziehung nachzutrauern, weil sie sehr toxisch gewesen war. Umso mehr schockierte es sie, dass sie sich trotzdem immer noch emotional gebunden fühlte und nicht loslassen konnte. Alles, was sie tat und dachte, besprach sie innerlich mit diesem Mann. Sie erzählte ihm in Gedanken alles, was ihr durch den Kopf ging, überlegte, ob der neue Pullover ihm gefallen würde, glaubte, er würde ihre Frisur bewundern und so weiter. Sie verhielt sich so, als wäre er noch da. Auf der einen Seite beruhigte sie das, auf der anderen Seite verstärkte es ihren Schmerz immer mehr.

Ich fragte sie, was passieren würde, wenn sie sich endgültig von diesem Mann verabschieden würde. Sie antwortete, dann verlöre sie ihren Spiegel, der ihr verlässlich Rückmeldung gebe.

Ich bat sie, den Spiegel einmal vor ihrem Gesicht wegzunehmen, nur für einen Moment. Sie tat es und erschrak, weil sie nur in eine große Leere schaute. Da war nichts, was ihr Halt geben konnte. Der verflossene Partner gab ihr immer noch Stabilität, obwohl sie nur noch in der Fantasie mit ihm in Kontakt war.

Für Renate begann nun eine Zeit, in der sie diese Leere mit dem zu füllen begann, was ihr Sicherheit und Geborgenheit geben konnte, damit sie mehr und mehr loslassen konnte. Das waren zum Beispiel Selbstvertrauen, die Aktivierung ihrer eigenständigen Seite, die Erfahrung, auch alleine überlebensfähig zu sein, sowie schöne Begegnungen mit anderen Menschen, die ihr Freude machten und sie erfüllten.

Impuls

Verlassenheitsängste können sogar bei vorübergehenden Trennungen eintreten, wenn das Vertrauen fehlt, dass der andere wiederkommen wird. Diese Erfahrung hast du vielleicht auch schon gemacht, und sie wirkt umso stärker, je öfter du bereits verlassen wurdest. Jede erneute Trennung ist ein Stich in die alte Wunde, die das Misstrauen in Beziehungen verstärkt.
Welcher von deinen Selbstanteilen hat besonders viel Angst vor Trennungen? Welche Erfahrungen hast du mit Zeiten des Alleinseins und Verlassenwerdens gemacht? Mach dir klar, dass du diese Zeiten überstanden hast und du dich auf diese kompetente Seite in dir verlassen kannst. Das kann dir ermöglichen, mit kurzfristigen oder lang anhaltenden Trennungen besser umzugehen. Und es schafft ein Vertrauen in dich selbst.

Das Fehlen von Empathie und einem Wir-Gefühl

Man könnte meinen, es sei selbstverständlich, dass zwei Menschen, die sich in einer Liebesbeziehung finden, ein Wir-Gefühl entwickeln. Leider fehlt das in narzisstischen Beziehungen, weil sie auf Egozentrik und den eigenen Vorteil gebaut sind.

Ein Wir-Gefühl zeigt sich im Erleben der Zusammengehörigkeit und dem Bewusstsein, dass man nicht mehr nur für sich existiert und alleine für sich entscheiden kann, sondern dass man den anderen Menschen mit in sein Leben hineinnimmt. Dass man immer auch für den anderen mitdenkt. Das bedeutet nicht Abhängigkeit und Verschmelzung, sondern eine Zweiheit aus eigenständigen Personen. Deine Autonomie musst du dafür nicht aufgeben, aber Einfühlung in den anderen entwickeln.

Im narzisstischen System herrscht ein großer Mangel an Empathie und Einfühlung in das Gegenüber. Das, was wie Einfühlung erlebt wird, ist mehr eine Form der Verführung. Sie reicht nämlich nur bis zu dem Zeitpunkt, wo sie ihr Ziel bei dem anderen erreicht hat. Beispielsweise in der ersten Verliebtheitsphase, in der einem quasi alle Wünsche von den Augen abgelesen werden, bis man erobert ist.

Empathie ist aber viel mehr, sie ist das einfühlende Verstehen der Emotionen des anderen. Nur wenn ich fühlen kann, dass der andere beispielsweise durch meine Kritik verletzt wird, bin ich in der Lage, ihm ehrlich mein Bedauern auszudrücken. Aus der narzisstischen Sicht heraus würde man die Verletztheit des anderen gar nicht wahrnehmen oder übergehen und ihn mit seinem Schmerz und seiner Gekränktheit alleinelassen. Damit bricht jegliche emotionale Verbindung ab. Forscher der Charité – Universitätsmedizin Berlin haben herausgefunden, dass das Empfinden von Empathie mit dem

Volumen der Großhirnrinde in der sogenannten Inselregion zusammenhängt, von der man weiß, dass sie an der Erzeugung von Mitgefühl beteiligt ist. Untersuchte Patienten mit einer narzisstischen Persönlichkeitsstörung wiesen in dieser Region ein Defizit auf, die Großhirnrinde war hier deutlich dünner.[5]

Das bedeutet nun nicht, dass narzisstische Muster nicht veränderbar sind, denn neuronale Hirnstrukturen entwickeln sich im Lauf der Zeit und werden durch Erfahrungen beeinflusst und verändert. Eine wesentliche Rolle spielen dabei Beziehungs- und Bindungserfahrungen, die sich förderlich oder hinderlich auswirken.

Impuls

Wie erlebst du deine Empathie? Kannst du mit anderen mitfühlen, ohne dich in diesem Gefühl aufzulösen? Kannst du immer noch unterscheiden, was dein Gefühl ist und was das Gefühl des anderen ist? Mitgefühl bedeutet nicht, selbst genauso traurig zu werden wie der andere, aber die Traurigkeit empfinden zu können.

Zusammenfassung

- ➤ Verlassenheitsängste sind Folge von Trennungserfahrungen, die nicht verarbeitet und integriert wurden.
- ➤ Weiblich-narzisstische Frauen fehlt häufig das Vertrauen, dass eine Partnerschaft von Bestand sein wird.
- ➤ In Zeiten des Alleinseins droht der Zusammenbruch des Selbstwertgefühls, weil die Bestätigung von außen fehlt.
- ➤ Es entsteht wenig Sicherheit in einer Beziehung, wenn ein Wir-Gefühl fehlt.
- ➤ Narzisstisch strukturierte Menschen können sich sehr schwer in die emotionale Lage des anderen hineinversetzen und mitfühlen.
- ➤ Empathie kann genau wie ein Muskel trainiert werden und hilft, besser in Beziehung treten zu können.

Teil 4

10 Impulse für innere Stärke, Autonomie und Selbstliebe

Weiblicher Narzissmus bedeutet, nicht mit dem wahren Selbst in Kontakt zu sein, sondern mehr mit den Vorstellungen der Grandiosität oder den vernichtenden Gefühlen der Minderwertigkeit. Durch diese innere Zerrissenheit verlierst du den Kontakt zu deinen Wünschen und Bedürfnissen und zu dem Wissen, wer du bist.

An vielen Stellen in diesem Buch habe ich schon Wege aufgezeichnet, wie du wieder zu dir selbst finden kannst, zu deiner inneren Stärke, Autonomie und Selbstliebe. Das Ziel ist, einen Zugang zu deiner Authentischen herzustellen und alle drei inneren Anteile zu verbinden.

Im Folgenden findest du die zehn wichtigsten Impulse für eine solche Veränderung kompakt zusammengestellt.

1. Hinterfrage die überhöhten Ideale deiner Großartigen

- Musst du besonders sein, um dich zu akzeptieren?
- Musst du besonders sein, um in den Augen der anderen zu bestehen?

Versuche einmal, einen Tag lang darauf zu verzichten, ideal sein zu müssen. Richte dich stattdessen nach dem, was dir Spaß macht und guttut. Diese Veränderung auszuprobieren beinhaltet sehr häufig, bestimmte grandiose Vorstellungen absichtsvoll nicht zu erfüllen, wie zum Beispiel ungeschminkt zu bleiben, nichts zu leisten, der Welt keine strahlende Fassade zu zeigen, sondern »einfach zu sein«. Zeige dich ohne deine Maske und erfahre, dass du trotzdem akzeptiert und angenommen wirst.

Der dazugehörige positive Einstellungssatz lautet: »Ich bin gut, so wie ich bin.«

2. Beende deine Selbstabwertungen

Die Unbedeutende ist perfekt darin, schädliche Gefühle in dir zu wecken und dich zu entwerten. Damit sind Gefühle von Nichtigkeit bis hin zur Selbstverachtung verbunden. Sicherlich hat die Verachtung deiner Person eine Geschichte, weshalb du sie nicht sofort ablegen kannst. Allerdings kannst du ab heute schon auf alles verzichten, was dich entwertet oder niedermacht. Das können kleine Bemerkungen zu dir selbst sein wie »Mein Gott, bin ich blöd« bis hin zu Selbstbeschimpfungen, in denen du dir sogar das Existenzrecht absprichst, wenn du Fehler machst.

Eine positive Affirmation wäre: Ich darf Fehler machen und bin trotzdem liebenswert.

3. Unterstütze dich selbst

Im Zusammenhang mit dem weiblichen Narzissmus bist du sehr auf Unterstützung und Zuspruch von außen angewiesen. Dir selbst gegenüber bist du damit allerdings sehr sparsam, weil du dich eher mit kritischen Augen siehst. Selbstunterstützung bedeutet jedoch, dir selbst eine gute Freundin zu sein, die dir hilft, schwierige Situationen zu meistern. Selbstunterstützung beinhaltet die Fähigkeit, sich selbst zu trösten, sich Zuspruch zu geben und sich zu beruhigen. Statt sich immer mehr anzutreiben oder sich kritisch zu maßregeln, wendest du dich dir selbst zu, ohne dich abzulehnen.

Eine einfache Übung, um das zu trainieren, ist es, sich selbst in den Arm zu nehmen und leicht zu schaukeln. Bleib eine Weile dabei und du wirst merken, dass du innerlich ruhiger wirst.

4. Stärke deine Selbstakzeptanz

Je mehr du dich selbst unterstützt, umso mehr wirst du ein Gefühl von Selbstakzeptanz entwickeln. Akzeptanz bedeutet allgemein, etwas hinzunehmen, was im Moment nicht zu verändern ist. Selbstakzeptanz bedeutet entsprechend, dich so anzunehmen, wie du im Moment bist. Du lässt dich so sein, wie du bist, mit allen Seiten, die du an dir magst und nicht magst.

Es hat wenig Sinn, etwas von dir zu fordern, was du nicht leisten kannst. Beim Aufbau von Selbstakzeptanz helfen dir aber deine Selbstunterstützung und positive Einstellungssätze: »Ich darf so sein, wie ich bin«, »Ich bin gut, so wie ich bin«, »Ich bin eine liebenswerte Frau«, »Das, was ich tue, reicht aus«.

Das sind Beispiele, die du durch eigene Sätze ergänzen kannst, die für dich persönlich zutreffen.

Selbstakzeptanz gelingt besser, wenn du dir deine Stärken bewusst machst und all das, was du an dir magst. Schreib auf, was dir an dir gefällt und was du schon alles in deinem Leben erreicht hast. Du kannst auch deine Freundinnen fragen, was sie an dir mögen und welche Stärken sie an dir beobachten. Und ich bin sicher, ihr werdet eine Menge finden.

5. Komm vom Kopf in deinen Körper

Der weibliche Narzissmus spielt sich zum großen Teil im Kopf ab, in Form deiner Vorstellungen, wie du zu sein hast und was du anderen niemals offenbaren darfst. Um nicht in kritischen Vorwürfen, Selbstentwertung und überhöhten Ansprüchen verhaftet zu bleiben, ist es heilsam, wenn du dich deinem Körper zuwendest. Das geschieht am besten über den Atem, mit dem du eine Reise durch deinen Körper machst:

Beginne deine Wahrnehmung bei den Füßen und gehe weiter durch die Beine zum Becken, von dort in deinen Bauch und in deinen Brustbereich bis hoch zum Hals, dann die Arme entlang bis zu den Fingerspitzen, zurück zum Genick, über den Kopf bis zum Gesicht. Je öfter du eine solche Reise durch deinen Körper machst, desto mehr Körperteile wirst du spüren und auch mehr von deinem Innenraum wahrnehmen. Das ist ein wichtiger Schritt hin zu deiner Authentischen.

6. Finde die positiven Seiten deiner drei Selbstanteile

Die Unbedeutende, die Großartige und die Authentische sind die drei wesentlichen Selbstanteile im Zusammenhang mit dem weiblichen Narzissmus.

Verwurzelt bist du eher in der Unbedeutenden, durch die du dich schnell infrage stellst, dich für fast alles schuldig fühlst und wenig von dir hältst. Und dennoch hat diese Seite auch positive Funktionen, zum Beispiel indem dich Selbstzweifel in deiner Entwicklung weiterbringen können. Wenn du diese nicht negativ gegen dich richtest, sondern als Rückmeldung verstehst, dann erklären sie dir, was du an deiner Persönlichkeit oder deinem Verhalten konstruktiv verändern kannst. Im Grunde sind die Selbstzweifel nicht das Problem, sondern die Art und Weise, wie du sie dir selbst kommunizierst und wie du mit ihnen umgehst. Sei freundlicher zu dir und schaue, ob du solche Rückmeldungen positiv anwenden kannst.

Ebenso verhält es sich mit deiner Großartigen, die zwar überhöhte Ansprüche an dich stellt, aber die auch Ziele vorschlägt, auf die hin du dich entwickeln kannst. Dieser Selbstanteil ist damit ein Motor für dich und dein Leben. Wenn du die Ideale nicht als Sollvorschrift siehst, die du unbedingt erfüllen musst, sondern als ein Ziel, auf das du dich zubewegen *kannst*, dann bringen sie dir Kraft und Motivation.

Die Authentische bringt dich in Kontakt mit all deinen Wünschen, deinen Gefühlen, deiner Selbstbestimmung, deiner Lebensfreude und der Frage, wer du wirklich bist. Allerdings stellt sie auch die Verbindung her zu Ängsten und Verschmelzungswünschen, Kränkungsgefühlen, Leere, Panik und Wut. Auch diese Gefühle gehören zu dir und sind ein Resultat der narzisstischen Entwicklung. Mit ihnen umzugehen ist manchmal nicht einfach, weshalb es sinnvoll sein kann, dass du dir therapeutische Hilfe holst, wenn die eigene Selbstunterstützung nicht ausreicht. Im Wesentlichen geht es aber darum, dass du weißt, dass du ein Recht auf deine Gefühle, Bedürfnisse und deine Selbstbestimmung hast – nach dem Motto: »Ich darf so sein, wie ich bin, denken, was ich denke, wollen, was ich will, und sagen, was ich sagen will.«

Das Ziel ist die Verbindung deiner drei Selbstanteile untereinander, was nichts anderes heißt, als dass du zu allen einen Zugang hast und sie nebeneinander bestehen dürfen. Du kannst dich schwach fühlen und dennoch spüren, dass du eine starke Frau bist. Du kannst Fehler machen und trotzdem wissen, dass du tolle Leistungen bringen kannst. Du kannst stolz auf dich sein, ohne dich über andere zu erheben, und du kannst gemäß deinen Wünschen und Bedürfnissen leben, ohne andere dadurch zu entwerten.

7. Übe Empathie und Mitgefühl

Im Zusammenhang mit dem weiblichen Narzissmus geht es auch um einen Mangel an Empathie und Mitgefühl. Dieser zielt aber oftmals weniger auf die andere Person, mit der du zum Teil so stark mitfühlst, dass du sogar deren Gefühle übernimmst. Die Grenze zwischen dir und dem anderen verschmilzt dann und du verlierst dich selbst. Prüfe einmal nach, ob du auch Empathie kennst im Sinne eines Wissens darum, wie ein anderer sich fühlt, ohne mit ihm zu verschmelzen. Man muss nicht mit dem Gefühl der anderen Person identifiziert sein, um zu wissen, was in ihr vor sich geht.

Auf der anderen Seite geht es um Mitgefühl für dich selbst. Hierbei handelt es sich nicht um Selbstmitleid, sondern um das Verstehen und Fühlen dessen, was in dir gerade geschieht. Mitgefühl bedeutet beispielsweise, ein Verständnis für dich zu entwickeln, wenn du traurig bist, statt dich dafür zu verurteilen.

Mitgefühl ist vor allem für die Anteile notwendig, die du nicht magst und ablehnst. Wir alle tendieren dazu, bestimmte Aspekte der eigenen Person einfach wegzuwünschen, weil sie uns belasten. Doch stattdessen ist es besser, sie zu sich zu nehmen und Mitgefühl und Verständnis für diese Anteile aufzubringen. Denn sie haben sich im Laufe des Lebens entwickelt und das auch nicht ohne Sinn. Sie senden eine Botschaft, indem sie auf unverarbeitete Gefühle hindeuten. Sich darum zu kümmern ist erfolgversprechender, als sie zu verleugnen.

8. Der liebende Blick ist nicht narzisstisch

Der liebende Blick auf sich selbst und auf den anderen ist ein großer Gewinn und bedeutet eine Überwindung der narzisstischen Beziehungsstruktur. Statt den anderen und dich selbst zu idealisieren oder zu entwerten, geht es beim liebenden Blick um Akzeptanz und Wohlwollen. Das bedeutet nicht, dass du alles an dir selbst und an dem anderen Menschen lieben musst, sondern es heißt, den anderen mit einem freundlichen und wohlwollenden Blick zu betrachten.

Dabei geht es nicht um Funktionalisierung, es geht nicht darum, welchen Gewinn du durch die andere Person haben kannst, sondern es geht darum, sie zu erkennen und mit ihr in einen guten Kontakt zu kommen. Das bedeutet zugleich, nicht alles hinzunehmen, was vom anderen kommt, sondern das von dir zu weisen, was dich verletzt und was dir nicht guttut.

Den liebenden Blick auf dich selbst kannst du üben, indem du dir ein Bild von dir aufstellst, auf dem du dich magst.

9. Stärke deine Grenzen

Du hast vielleicht selbst schon einmal gemerkt, dass du entweder überhaupt keine Grenzen setzt oder dass deine Grenzen in der Konfluenz verschwimmen. Beides wird dir nicht wirklich gerecht, weshalb es notwendig ist, dass du lernst, deine Grenzen zu spüren und sie anderen gegenüber zu setzen. Das erfordert ein bisschen Mut, weil du natürlich Angst hast, den anderen zu verlieren, wenn du deine Grenzen deutlich machst.

Sicherlich gibt es keine Garantie, dass der oder die andere mit deinen Grenzen umgehen kann. Das sollte aber kein Grund für dich sein, sie zu verleugnen. Autonomie und Selbstbestimmung setzen Grenzen voraus, um das Eigene zu leben und nicht ins Leben des anderen hineingezogen zu werden. Zusammen mit dem liebenden Blick auf den anderen und auf dich selbst wirst du eine positive Beziehungsqualität aufbauen können.

Trau dich, Nein zu sagen, wenn du Nein meinst, und Ja zu sagen, wenn du Ja spürst.

10. Selbstliebe, Selbstbestimmung und ein authentisches Leben

Ziel der Überwindung des weiblichen Narzissmus ist die Entwicklung von Selbstliebe und Selbstbestimmung. Beides führt dazu, dass du weniger abhängig von der Beachtung und Anerkennung der anderen wirst. Selbstliebe ist ein sehr großes Wort und für mich bedeutet es deshalb: die Akzeptanz der eigenen Person und ein achtungsvoller und wohlwollender Umgang mit sich selbst. Das ist die Grundlage für liebevolle Gefühle sich selbst gegenüber.

Und wenn dir das gelingt, dann brauchst du die Bestätigung zwar auch noch von anderen, aber nicht mehr in diesem Maße, da du sie dir selbst geben kannst.

Verbunden mit Selbstliebe ist die Selbstbestimmung und das eigene Authentischsein. Je mehr du dich kennst und deine drei Selbstanteile integriert hast, umso mehr wirst du ein Gefühl von Ganzheit erleben. Authentisch zu sein heißt, danach zu handeln, was du willst – und nicht, was andere wollen.

Narzissmus ist Egozentrik im Sinne von: Alles muss sich um mich drehen. Authentisch sein hat mit einem gesunden Egoismus zu tun im Sinne von: Ich sorge für mich.

Statt dich in deinem falschen Selbst zwischen der Unbedeutenden und der Großartigen zu zerreiben, kommst du bei dir an und findest deine Selbstliebe und Selbstakzeptanz und emotionale Tiefe.

Eine gesunde Selbstliebe ist das beste Gegenmittel zum Narzissmus. Sie ist die Basis für einen wertschätzenden Umgang mit dir selbst und hilft dir beim Aufbau guter und dauerhafter Beziehungen. Wird deine Maske überflüssig, kannst du authentisch und selbstbestimmt leben und handeln, ohne dich für Liebe und Beachtung zu verstellen. Dann kommst du bei dir an und entdeckst deine Lebendigkeit und die Frau, die du schon immer warst: echt, unverstellt und liebenswert.

Anhang

Weiterführende Literatur
Die folgenden Werke sind in ihren derzeitig lieferbaren Ausgaben angegeben. Wo für die Anmerkungen andere Ausgaben verwendet wurden, sind sie in Klammer nachgewiesen.
Asper, Kathrin: *Verlassenheit und Selbstentfremdung. Neue Zugänge zum therapeutischen Verständnis.* Olten (1987), München 2003
Branden, Nathaniel: *Die 6 Säulen des Selbstwertgefühls. Erfolgreich und zufrieden durch ein starkes Selbst.* München 2005
Brummelman, Eddie / Thomaes, Sander / Nelemans, Stefanie A. / Orobio de Castro, Bram / Overbeek, Geertjan / Bushman, Brad J.: »Origins of narcissism in children« in: *PNAS* March 24, 2015 112 (12) 3659-3662 (first published March 9, 2015)
Blankertz, Stefan/Doubrawa, Erhard: *Lexikon der Gestalttherapie.* Books on Demand 2017
Hartmann, Hans-Peter: »Narzisstische Persönlichkeitsstörungen – ein Überblick« in: Kernberg, Otto F. / Hartmann, Hans-Peter: *Narzissmus. Grundlagen – Störungsbilder – Therapie.* Stuttgart 2005
Levine, Peter A.: *Sprache ohne Worte. Wie unser Körper Trauma verarbeitet und uns in die innere Balance zurückführt.* München 2011
Johnson, Stephen, M.: *Der narzisstische Persönlichkeitsstil. Integratives Modell und therapeutische Praxis.* Köln (1988) 2006
Miller, Alice: *Das Drama des begabten Kindes und die Suche nach dem wahren Selbst.* Frankfurt (1979a) 2004
dies.: »Depression und Grandiosität als wesensverwandte Formen der narzisstischen Störung« *in: Psyche* 33 (1979b), 132–156
Sonnenmoser, Marion: »Jugendliche und junge Erwachsene: Normales wird pathologisiert« in: *Deutsches Ärzteblatt*, Heft 1, Januar 2023, Seiten 28–29
Stemmler, Frank: »Etiketten sind für Flaschen, nicht für Menschen« in: *Gestalttherapie* 3/1 1989, Seiten 71–77
Tischinger: *Selbstliebe. Weg der inneren Heilung.* Freiburg 2007

Walch, Sylvester: »Selbstmitgefühl praktizieren« auf: https://www.walchnet.de/dr-sylvester-walch/medien/spirituelle-uebungen/
Wardetzki, Bärbel: *Weiblicher Narzissmus und Bulimie*. Dissertation München 1990
dies.: *Iss doch endlich mal normal. Hilfen für Angehörige von essgestörten Mädchen und Frauen*. München 2007
dies.: *Ohrfeige für die Seele. Wie wir mit Kränkung und Zurückweisung besser umgehen können*. München 2001
dies.: *Mich kränkt so schnell keiner! Wie wir lernen, nicht alles persönlich zu nehmen*. München 2001
dies.: *Erste Hilfe für die Seele. So schützen Sie sich gegen Kränkungen*. München 2003
dies.: *Eitle Liebe. Wie narzisstische Beziehungen scheitern oder gelingen können*. München 2010
dies.: *Und das soll Liebe sein? Wie es gelingt, sich aus einer narzisstischen Beziehung zu befreien*. München 2018
dies.: *Blender im Job. Vom klugen Umgang mit narzisstischen Chefs, Kollegen und Mitarbeitern*. München 2017
Willi, Jürg: *Die Zweierbeziehung. Spannungsursachen, Störungsmuster, Klärungsprozesse, Lösungsmodelle*, Reinbek (1983) 1990

Online-Kurse

Du warst nie wirklich für mich da
https://www.sinnsucher.de/kurs/narzisstische-mutter/modul/willkommen-zum-online-kurs-du-warst-nie-wirklich-fuer-mich-da

Raus aus der Narzissmus-Falle
https://www.sinnsucher.de/kurs/raus-aus-der-narzissmus-falle

Zwischen Selbstzweifel und Grandiosität. Wie Du Deinen Hunger nach Anerkennung überwindest und zu Dir selbst findest
https://www.sinnsucher.de/kurs/zwischen-selbstzweifel-und-grandiositaet-weiblicher-narzissmus

Nimm's bitte nicht persönlich
https://www.sinnsucher.de/kurs/nimms-bitte-nicht-persoenlich

Anmerkungen

1 Vgl. Klaus Eidenschink: »›Mann, bin ich gut!‹ – Die Not narzisstischer Manager« in: *wirtschaft & weiterbildung* Nov./Dez. 2004, Seiten 42–49
2 Vgl. Staemmler, Frank M.: »Etiketten sind für Flaschen, nicht für Menschen. Anmerkungen zur Diagnostik-Diskussion«, in: *Gestalttherapie* 3/1 1989, Seiten 71–77. In diesem Artikel setzt er sich wissenschaftlich kritisch mit Diagnosestellungen auseinander.
3 Ein interessanter Artikel dazu, wie seelische Störungen via Social Media zum regelrechten Hype werden, findet sich bei Marion Sonnenmoser: »Jugendliche und junge Erwachsene: Normales wird pathologisiert« in: *Deutsches Ärzteblatt*, Heft 1, Januar 2023, Seiten 28–29
4 Weitere Unterstützung zu diesem Thema findest du auch in meinem Online-Kurs »Zwischen Selbstzweifel und Grandiosität« auf der Plattform *sinnsucher.de*.
5 Klinik für Psychiatrie und Psychotherapie der Charité – Universitätsmedizin Berlin: »Veränderte Anatomie des Gehirns bei pathologischem Narzissmus«, Pressemitteilung 16.03.2013 auf *charité.de* (Abruf 23.02.2023)

Leben in Extremen

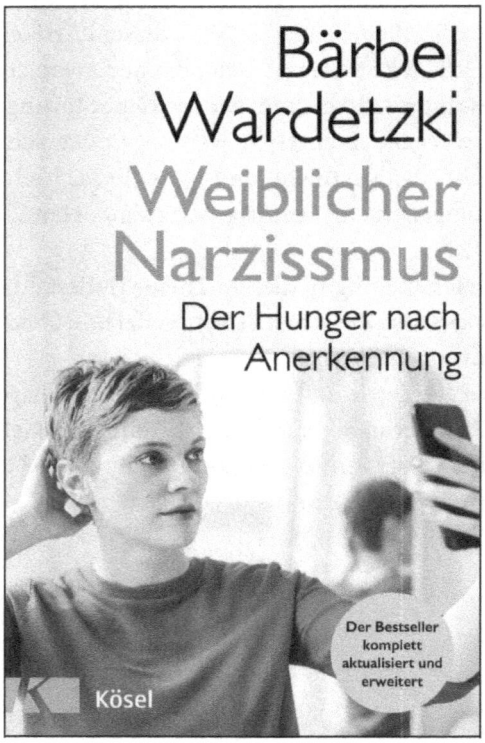

»Ein fundiertes Buch, das zum entspannten Umgang mit sich selbst verhilft.«
Emotion

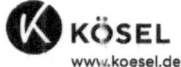